INHALT

Ein Wort zuvor 5

Kalorien

Milch, Milch... 6
Fette und Öl... 10
Fisch und an... 12
Fleisch und Geflügel 14
Getreide und Getreideerzeugnisse 22
Backwaren 24
Hülsenfrüchte, Samen, Nüsse 26
Gemüse und Gemüseprodukte 28
Pilze 32
Obst und Obstprodukte 34
Getränke 38
Süßwaren 40
Süßspeisen 42
Fertiggerichte 42

TEIL 2

Besonders reiche Vitamin-Quellen

Das Wichtigste über Vitamine 47
Vitamin A (Retinol) 48
Carotin 50
Vitamin D (Calciferole) 53
Vitamin E (Tocopherole) 55
Vitamin K (Phyllochinone) 57
Vitamin B_1 (Thiamin) 59
Vitamin B_2 (Riboflavin) 61
Niacin (Nicotinsäure) 63
Vitamin B_6 (Pyridoxin) 64
Folsäure 66
Pantothensäure 68
Biotin 69
Vitamin B_{12} (Cobalamine) 70
Vitamin C (Ascorbinsäure) 72

INHALT

TEIL 3

Besonders reiche Mineralstoff-Quellen

Das Wichtigste über die Mineralstoffe	74
Kalium (K)	75
Calcium (Ca)	77
Phosphor (P)	79
Magnesium (Mg)	80
Eisen (Fe)	82
Jod (J)	84
Fluor (F)	85
Mangan (Mn)	86
Kupfer (Cu)	88
Zink (Zn)	89

TEIL 4

Sondertabellen Ernährung und Diät

Fette, Fettsäuren und Cholesterin	90
Eiweiß, Aminosäuren	93
Kohlenhydrate, Ballaststoffe	97
Kohlenhydrat-Austauschtabelle	101
Purine, Harnsäure	107
Natrium, Kochsalz	112
Empfohlene Lebensmittel für besondere Bevölkerungsgruppen	115
Empfohlene Nährstoffzufuhr	120
Empfohlene Mineralstoffzufuhr	121
Empfohlene Vitaminzufuhr	122
Schätzwerte für empfehlenswerte Mineralstoff- und Vitaminzufuhr	124
Lagerfähigkeit von Lebensmitteln	126
Durchschnittliche Vitaminverluste	127

Ein Wort zuvor

Zuviel Nahrungsenergie (Kalorien), zu wenig Nährstoffe – so ernähren sich die meisten Bundesbürger. Das zeigt auch die neueste Erhebung der Deutschen Gesellschaft für Ernährung. Dabei ist Ihr Bedarf an Vitaminen und einigen Mineralstoffen um so größer je mehr Energie in Form von Eiweiß (Protein), Fett und Kohlenhydraten Sie aufnehmen. Werden bestimmte Vitamine und Mineralstoffe in zu geringer Menge zugeführt, kann die aufgenommene Energie im Stoffwechsel nicht optimal verwertet werden. Wer sich also gesund ernähren möchte, sollte für eine ausgewogene Zufuhr von Proteinen, Fetten und Kohlenhydraten **und** Vitaminen und Mineralstoffen sorgen.

Das bewährte Team von Ernährungsfachleuten hat die Werte der energieliefernden Nährstoffe, Vitamine und Mineralstoffe so dargestellt, daß sie auch für Ungeübte mühelos abzulesen sind.

Der **GU Kompaß Nährwerte** ist die verläßliche Informationsquelle bei Ihrer Auswahl von vollwertigen Lebensmitteln. Sein handliches Einsteck-Format und der strapazierfähige Einband machen ihn zu Ihrer praktischen Einkaufshilfe, die Sie überallhin mitnehmen können.

Ibrahim Elmadfa,
Doris Fritzsche
Waltraute Aign

Lebensmittel (verzehrbarer Anteil)	Portionsgröße	Energie und Nährstoffe je Portion					
		Kilokalorien	Kilojoule	Eiweiß	Fett	verwertbare Kohlenhydrate	Ballaststoffe
	g	kcal	kJ	g	g	g	g
Milch, Milchprodukte und Eier							
Milch							
Muttermilch	100	67	278	1,2	3,7	7,1	0
Kuhmilch[a], 3,5% Fett	200	128	534	6,6	7,0	9,6	0
fettarm, 1,5% Fett	200	94	390	6,8	3,0	9,8	0
entrahmt	200	70	288	7,0	0,2	9,8	0
Rohmilch, Vorzugsmilch	200	134	558	6,6	7,6	9,6	0
Milchprodukte							
Buttermilch	200	70	288	7,0	1,0	8,0	0
Dickmilch aus Trinkm., 3,5%	200	122	508	6,6	7,0	8,0	0
entrahmt	200	64	266	7,0	0,2	8,2	0
Joghurt aus Trinkmilch, 3,5%	150	92	381	5,0	5,3	6,0	0
mit Früchten, gezuckert[b]	150	141	587	4,4	4,7	20,3	*
Joghurt fettarm, 1,5% Fett	150	66	273	5,1	2,3	6,2	0
Kakaotrunk[b] aus Magermilch	200	104	438	7,0	0,6	17,8	*
Kondensmilch, 4% Fett	10	13	53	0,9	0,4	1,3	0
10% Fett	10	18	74	0,9	1,0	1,3	0
gezuckert, 8% Fett	10	32	135	0,8	0,9	5,2	0
Molke süß	200	48	200	1,6	0,4	9,4	0
Sahne, 30% Fett, Schlagsahne	30	93	387	0,7	9,5	1,0	0
Saure Sahne, 10% Fett	30	35	147	0,9	3,0	1,1	0
Saure Sahne, extra	30	56	235	0,8	5,4	0,2	0
Schmand, 24% Fett	30	72	300	0,8	7,2	1,0	0
Crème fraîche, 40% Fett	30	113	475	0,6	12,0	0,8	0
Trockenmilchpulver, Vollm.	20	99	413	5,1	5,4	7,4	0
Magermilch	20	70	291	7,1	0,3	9,9	0
Käse							
1. Frischkäse							
Doppelrahmkäse, 60% F. i.Tr.	30	102	427	3,4	9,5	0,8	0

[a] = Trink- oder H-Milch   [b] = variabel, je nach Zuckerzusatz

Mineralstoffe je Portion						Vitamine je Portion					
Natrium	Kalium	Calcium	Phosphor	Magnesium	Eisen	A (Retinol-Ä.)	E (Tocopherol-Ä.)	B$_1$ (Thiamin)	B$_2$ (Riboflavin)	B$_6$ (Pyridoxin)	C (Ascorbinsäure)
mg	mg	mg	mg	mg	mg	µg	mg	mg	mg	mg	mg
13	47	31	15	4	0,1	69	0,2	0,02	0,04	0,01	4
96	314	240	104	24	0,1	62	0,2	0,08	0,36	0,10	4
98	310	246	188	24	0,1	26	+	0,08	0,36	0,10	4
100	300	250	192	28	0,1	4	+	0,08	0,38	0,10	2
96	314	240	104	24	0,1	66	0,2	0,08	0,36	0,10	4
114	294	218	180	32	0,2	18	+	0,06	0,32	0,08	2
96	314	240	204	24	0,2	62	0,2	0,06	0,36	0,10	2
100	300	250	192	28	0,2	4	+	0,06	0,38	0,10	2
72	236	180	153	18	0,2	47	0,2	0,05	0,27	0,10	2
60	195	150	135	15	+	30	0,2	0,05	0,23	0,06	3
74	233	185	141	21	0,2	20	+	0,05	0,27	0,10	2
100	340	240	220	24	0,6	✻	✻	0,08	0,36	0,10	2
14	45	34	26	4	<0,1	3	<0,1	<0,01	0,05	0,01	<1
13	42	32	25	4	<0,1	7	<0,1	0,01	0,05	0,01	<1
9	36	24	24	3	<0,1	11	<0,1	0,01	0,04	<0,01	<1
90	258	136	86	2	0,2	6	+	0,08	0,30	0,08	2
10	34	24	19	3	+	83	0,2	<0,01	0,05	0,01	<1
17	47	33	26	4	<0,1	✻	0,2	0,01	0,05	<0,01	<1
16	43	30	24	3	<0,1	✻	0,2	0,01	0,05	<0,01	<1
15	40	28	22	3	<0,1	✻	0,2	0,01	0,04	<0,01	<1
12	32	22	18	2	+	✻	0,3	<0,01	0,03	<0,01	<1
74	232	185	142	22	0,2	51	✻	0,05	0,28	0,04	2
111	316	252	193	24	0,2	2	+	0,07	0,44	0,06	<1
113	29	24	41	2	0,2	98	0,2	0,02	0,07	0,02	0

✻ = es liegen keine Daten vor   + = in Spuren   < = weniger als

Energie und Nährstoffe je Portion

Lebensmittel (verzehrbarer Anteil)	Portionsgröße	Kilokalorien	Kilojoule	Eiweiß	Fett	verwertbare Kohlenhydrate	Ballaststoffe
	g	kcal	kJ	g	g	g	g
Feta, 45% Fett i.Tr.	30	71	301	5,1	5,5	0,2	0
Körniger Frischkäse, 20% Fett i.Tr.	50	41	169	6,8	1,5	+	0
Schichtkäse, 10% Fett i.Tr.	50	44	184	6,4	1,2	1,9	0
Speisequark, 40% Fett i.Tr.	50	80	334	5,6	5,7	1,3	0
Speisequark, 20% Fett i.Tr.	50	55	228	6,3	2,6	1,6	0
Speisequark, mager	50	36	150	6,8	0,2	1,6	0
Fruchtquark, 20% Fett i.Tr.[b]	50	62	260	5,0	1,9	6,4	0
2. Hartkäse, Schmelzkäse, Schnittkäse und Weichkäse							
Brie, 50% Fett i.Tr.	30	104	433	6,8	8,4	<0,1	0
Camembert, 60% Fett i.Tr.	30	113	474	5,4	10,0	+	0
30% Fett i.Tr.	30	65	270	7,1	4,1	+	0
Chester (Cheddar), 50%	30	119	498	7,6	9,7	+	0
Edamer, 45% Fett i.Tr.	30	106	444	7,4	8,5	+	0
30% Fett i.Tr.	30	75	316	8,0	4,9	+	0
Edelpilzkäse, 50% Fett i.Tr.	30	107	445	6,3	8,9	+	0
Emmentaler, 45% Fett i.Tr.	30	119	499	8,7	9,0	+	0
Gouda, 45% Fett i.Tr.	30	110	454	7,4	8,8	+	0
Harzer, Korbkäse, Mainzer Handkäse	30	38	158	9,0	0,2	+	*
Limburger, 40% Fett i.Tr.	30	80	335	6,7	5,9	+	0
Parmesan, 32% Fett i.Tr.	30	112	471	10,7	7,7	+	0
Romadur, 30% Fett i.Tr.	30	68	284	7,4	4,2	+	0
20% Fett i.Tr.	30	56	234	7,9	2,7	+	0
Schmelzkäse, 45% Fett i.Tr.	30	81	339	4,3	7,1	+	0
30% Fett i.Tr.	30	63	262	4,5	4,2	1,7	0
Tilsiter, 45% Fett i.Tr.	30	107	449	7,9	8,3	+	0
30% Fett i.Tr.	30	81	338	8,7	5,2	+	0
Trappistenkäse, 45% Fett i.Tr.	30	103	429	7,5	8,0	+	0

[a] = variabel, je nach Salz-Zusatz   [b] = variabel, je nach Zuckerzusatz

Mineralstoffe je Portion						Vitamine je Portion					
Natrium	Kalium	Calcium	Phosphor	Magnesium	Eisen	A (Retinol-Ä.)	E (Tocopherol-Ä.)	B₁ (Thiamin)	B₂ (Riboflavin)	B₆ (Pyridoxin)	C (Ascorbinsäure)
mg	mg	mg	mg	mg	mg	µg	mg	mg	mg	mg	mg
385	45	130	102	6	0,2	63	0,2	0,01	0,09	0,03	0
200	25	85	75	5	0,1	15	0,1	0,02	0,14	0,03	0
20	64	46	86	6	0,1	11	0,1	0,02	0,15	0,03	0
17	41	48	94	5	0,2	50	0,2	0,02	0,12	0,04	<1
18	44	43	83	6	0,2	22	<0,1	0,02	0,14	0,05	<1
20	48	46	80	6	0,2	1	<0,1	0,02	0,15	0,05	<1
15	50	35	75	4	0,1	∗	0,1	0,02	0,14	0,02	1
192	46	120	56	6	0,1	47	0,2	0,01	0,10	0,07	0
216	29	147	93	5	0,1	166	0,2	0,01	0,11	0,06	0
204	36	180	116	6	0,1	65	0,1	0,02	0,20	0,08	0
190	31	226	147	9	0,2	132	0,3	0,01	0,13	0,02	0
156	20	203	121	9	0,1	87	0,2	0,02	0,11	0,02	0
156	29	240	171	10	0,1	50	0,1	0,01	0,11	0,02	0
240	38	158	109	12	0,1	87	0,2	0,01	0,15	0,04	0
84	29	309	188	10	0,1	87	0,2	0,02	0,10	0,03	<1
260[a]	23	240	133	8	0,1	75	0,2	0,01	0,09	0,02	0
456[a]	30	38	81	5	0,1	3	+	0,01	0,11	0,01	0
216	38	160	77	6	0,2	114	0,2	0,01	0,11	0,03	+
180	39	353	223	12	0,3	108	0,2	0,01	0,19	0,03	0
369	35	111	95	6	0,1	48	0,1	0,02	0,11	0,03	0
240	30	134	90	8	0,1	30	∗	0,02	0,12	0,03	0
378	20	164	283	9	0,3	90	∗	0,01	0,12	0,02	∗
330	60	180	270	9	0,3	45	0,1	0,01	0,11	0,02	0
175	18	253	154	9	0,1	36	0,2	0,01	0,11	0,02	<1
175	21	273	174	11	0,1	22	0,2	0,02	0,12	0,02	0
180	30	225	150	11	0,1	90	0,2	0,01	0,11	0,02	0

∗ = es liegen keine Daten vor   + = in Spuren   < = weniger als

Lebensmittel (verzehrbarer Anteil)	Portionsgröße	Kilokalorien	Kilojoule	Eiweiß	Fett	verwertbare Kohlenhydrate	Ballaststoffe
	g	kcal	kJ	g	g	g	g
Ziegenkäse, 45% Fett i.Tr.	30	84	352	6,3	6,5	+	0
48% Fett i.Tr.	30	99	413	6,5	8,1	+	0
Eier und Trockeneipulver							
1 Hühnerei, 58 g (Gew.-Kl.M)[c]	58	81	339	6,7	5,9	0,4	0
48 g (Gew.-Kl.S)[d]	48	67	280	5,5	4,9	0,3	0
1 Eidotter, mittelgroß, 19 g	19	67	280	3,1	6,1	0,1	0
1 Eiweiß, mittelgroß, 33 g	33	15	64	3,7	0,1	0,2	0

Fette und Öle

Tierische Fette und Öle

Lebensmittel	Portionsgröße	Kilokalorien	Kilojoule	Eiweiß	Fett	verwertbare Kohlenhydrate	Ballaststoffe
Butter (Süß- und Sauerrahm)	10	75	316	0,1	8,3	0,1	0
halbfett	10	39	162	0,4	4,0	<0,1	0
Gänseschmalz	10	90	375	+	10,0	0	0
Lebertran	10	90	376	0	10,0	0	0
Schweineschmalz	10	90	376	<0,1	10,0	0	0
Pflanzliche Fette und Öle							
Erdnußpaste (Erdnußmus)	10	63	263	2,8	5,0	1,7	*
Kokosfett, gereinigt	10	89	374	0,1	10,0	+	0
Leinöl	10	90	375	0	10,0	0	0
Maiskeimöl	10	90	376	0	10,0	0	0
Margarine	10	72	302	<0,1	8,0	<0,1	0
Halbfettmargarine	10	37	154	0,2	4,0	<0,1	(0)
Mayonnaise, 80% Fett	10	73	304	0,1	7,9	0,3	0
Olivenöl	10	90	375	0	10,0	<0,1	0
Safloröl (Distelöl)	10	90	376	0	10,0	0	0
Sojaöl	10	90	376	0	10,0	0	0
Sonnenblumenöl	10	90	376	0	10,0	0	0

[a] = je nach Höhe der Vitaminierung [c] = Schalenanteil 6 g [d] = Schalenanteil 5 g

Mineralstoffe je Portion						Vitamine je Portion					
Natrium	Kalium	Calcium	Phosphor	Magnesium	Eisen	A (Retinol-Ä.)	E (Tocopherol-Ä.)	B₁ (Thiamin)	B₂ (Riboflavin)	B₆ (Pyridoxin)	C (Ascorbinsäure)
mg	mg	mg	mg	mg	mg	µg	mg	mg	mg	mg	mg
240	69	129	120	8	0,1	75	*	0,02	0,15	0,06	*
180	87	210	150	13	0,2	99	*	0,02	0,09	0,01	*
75	76	28	111	6	1,0	141	1,0	0,07	0,21	0,04	0
62	63	23	92	5	0,9	117	1,0	0,06	0,18	0,03	0
10	26	27	112	3	1,3	168	1,2	0,06	0,08	0,06	0
56	50,8	3,6	7	4	0,1	+	*	0,01	0,11	+	+
1	2	1	2	<1	<0,1	65	0,2	<0,01	<0,01	<0,01	+
8	16	12	9	1,4	+	36	0,1	<0,01	<0,01	<0,01	+
*	*	*	*	*	*	*	*	*	*	*	*
+	<1	*	*	*	*	2550	0,3	*	0	*	*
<1	<1	+	<1	+	<0,1	0	0,2	0	0	*	0
*	67	6,5	41	17,5	0,2	*	0,9	0,01	0,01	*	*
<1	<1	<1	<1	+	+	+	0,1	0	0	*	*
*	*	*	*	*	*	*	0,5	*	*	*	*
<1	<1	2	*	*	0,1	2	3,1	*	*	*	*
10	1	1	1	1	+	61[a]	1,4	+	+	*	+
39	<1	1	1	<1	0,1	50	0,1	*	*	*	*
48	2	6	2	<1	0,1	8	1,5	<0,01	<0,01	<0,01	0
<1	+	<1	*	*	<0,1	12	1,3	0	0	0	0
*	*	*	*	*	*	*	4,8	*	*	*	*
*	*	*	*	*	*	58	2,9	*	*	*	*
*	<1	*	*	*	*	<1	5,0	*	*	*	*

* = es liegen keine Daten vor   + = in Spuren   < = weniger als   (0) praktisch nicht vorhanden

Lebensmittel (verzehrbarer Anteil)	Portionsgröße	Energie und Nährstoffe je Portion					
		Kilokalorien	Kilojoule	Eiweiß	Fett	verwertbare Kohlenhydrate	Ballaststoffe
	g	kcal	kJ	g	g	g	g
Fisch und andere See- und Meerestiere							
Seefische							
Heilbutt	100	96	400	20,1	1,7	+	(0)
Hering	100	233	935	18,2	17,8	+	(0)
Kabeljau (Dorsch)	100	76	319	17,7	0,6	+	(0)
Makrele	100	180	751	18,8	11,6	+	(0)
Rotbarsch (Goldbarsch)	100	105	440	18,2	3,6	+	(0)
Sardine	100	118	494	19,4	4,5	+	(0)
Schellfisch	100	77	322	17,9	0,6	+	(0)
Scholle	100	86	358	17,1	1,9	+	(0)
Seelachs (Köhler)	100	81	340	18,3	0,9	+	(0)
Seezunge	100	83	346	17,5	1,4	+	(0)
Sonstige Kaltblüter							
Austern	100	66	276	9,0	1,2	+	(0)
Garnele (Speisekrabbe)	100	87	364	18,6	1,4	+	(0)
Hummer	100	81	338	15,9	1,9	+	(0)
Krebs (Flußkrebs)	100	65	270	15,0	0,5	+	(0)
Miesmuschel	100	51	213	9,8	1,3	+	(0)
Tintenfisch	100	73	303	16,1	0,9	+	(0)
Süßwasserfische							
Aal, Flußaal	100	281	1174	15,0	24,5	+	(0)
Felchen (Renke)	100	100	418	17,8	3,2	+	(0)
Forelle (Bachforelle)	100	102	428	19,5	2,7	+	(0)
Hecht	100	82	342	18,4	0,9	+	(0)
Karpfen	100	115	482	18,0	4,8	+	(0)
Lachs	100	202	845	19,9	13,6	+	(0)
Zander	100	83	348	19,2	0,7	+	(0)
Fischdauerwaren							
Brathering	100	204	854	16,8	15,2	+	(0)

(0) = praktisch nicht vorhanden

Mineralstoffe je Portion						Vitamine je Portion					
Natrium	Kalium	Calcium	Phosphor	Magnesium	Eisen	A (Retinol-Ä.)	E (Tocopherol-Ä.)	B₁ (Thiamin)	B₂ (Riboflavin)	B₆ (Pyridoxin)	C (Ascorbinsäure)
mg	mg	mg	mg	mg	mg	µg	mg	mg	mg	mg	mg
67	446	14	202	28	0,6	32	0,9	0,08	0,07	0,42	+
120	315	35	250	*	1,1	40	*	0,05	0,25	*	+
72	352	26	194	24	0,3	7	1,0	0,06	0,05	*	2
95	396	12	238	30	1,0	100	1,6	0,14	0,35	0,63	+
80	308	22	201	29	0,7	12	1,3	0,11	0,08	*	1
100	*	85	258	24	2,5	20	*	0,02	0,25	0,97	*
116	301	18	176	24	0,6	17	0,4	0,05	0,17	*	+
104	311	61	198	22	0,9	3	*	0,21	0,22	0,22	2
81	374	14	300	*	1,0	6	*	0,09	0,35	*	*
100	309	29	195	49	0,8	+	*	0,06	0,10	*	0
289	184	82	157	40	5,8	93	0,9	0,16	0,20	0,22	+
146	266	92	224	67	1,8	2	*	0,05	0,03	0,13	2
270	220	61	234	22	1,0	0	1,5	0,13	0,09	1,18	5
253	254	43	224	*	2,0	*	*	0,15	0,10	*	*
290	277	27	250	36	5,1	54	0,8	0,16	0,22	0,08	3
387	273	27	143	*	0,8	3	2,4	0,07	0,05	*	*
65	217	17	223	21	0,6	980	*	0,18	0,32	0,28	2
36	318	60	290	30	0,5	21	2,0	*	*	*	*
63	413	12	242	27	0,4	12	1,0	0,08	0,08	*	*
74	304	20	215	25	0,6	15	0,7	0,09	0,06	0,15	*
30	378	63	216	51	0,7	44	0,5	0,07	0,05	0,15	1
51	371	13	266	29	1,0	15	0,9	0,18	0,16	0,98	1
24	377	49	151	50	0,8	*	*	0,16	0,25	*	1
569	182	36	240	*	1,1	20	*	0,01	0,13	*	0

* = es liegen keine Daten vor   + = in Spuren   ‹ = weniger als

Lebensmittel (verzehrbarer Anteil)	Portionsgröße	Energie und Nährstoffe je Portion					
		Kilokalorien	Kilojoule	Eiweiß	Fett	verwertbare Kohlenhydrate	Ballaststoffe
	g	kcal	kJ	g	g	g	g
Bückling	100	224	938	21,2	15,5	+	(0)
Hering, mariniert	100	210	879	16,5	16,0	+	(0)
in Gelee	100	164	687	12,7	12,6	+	(0)
Krabben in Dosen	50	46	193	8,7	1,3	+	(0)
Lachs, geräuchert	50	145	604	14,3	9,7	+	(0)
Makrele, geräuchert	100	222	930	20,7	15,5	+	(0)
Matjeshering	100	267	1119	16,0	22,6	+	(0)
Ölsardinen in Dosen	50	111	464	12,1	7,0	+	(0)
Rotbarsch, geräuchert	100	145	605	23,8	5,5	+	(0)
Salzhering	100	218	911	19,8	15,4	+	(0)
Schellfisch, geräuchert	100	93	389	22,1	0,5	+	(0)
Schillerlocken	100	302	1264	21,3	24,1	+	(0)
Seeaal, geräuchert	100	167	700	26,1	7,0	+	(0)
Seelachs, geräuchert	100	98	412	22,8	0,8	+	(0)
Thunfisch in Öl (ganzer Inh.)	50	142	593	11,9	10,5	+	(0)

Fleisch und Geflügel

Geflügel

Ente	100	227	951	18,1	17,2	+	(0)
Gans	100	342	1430	15,7	31,0	+	(0)
Huhn, Brathuhn	100	166	695	19,9	9,6	+	(0)
Brust, mit Haut	100	145	605	22,2	6,2	+	(0)
Keule (Schlegel), mit Haut	100	174	726	18,2	11,2	+	(0)
Suppenhuhn	100	257	1074	18,5	20,3	+	(0)
Hühnerleber	100	136	567	22,1	4,7	1,2	(0)
Puter (Truth.), ausgew. Tiere	100	212	886	19,2	15,0	+	(0)
Brust, ohne Haut	100	105	441	24,1	1,0	+	(0)
Keule, ohne Haut	100	114	479	20,5	3,6	+	(0)
Jungtiere (Babyputer)	100	151	631	22,4	6,8	+	(0)

(0) = praktisch nicht vorhanden

Mineralstoffe je Portion						Vitamine je Portion					
Natrium	Kalium	Calcium	Phosphor	Magnesium	Eisen	A (Retinol-Ä.)	E (Tocopherol-Ä.)	B₁ (Thiamin)	B₂ (Riboflavin)	B₆ (Pyridoxin)	C (Ascorbinsäure)
mg	mg	mg	mg	mg	mg	µg	mg	mg	mg	mg	mg
689	343	35	256	32	1,1	28	1,2	0,04	0,25	0,50	0
1030	98	38	149	12	*	36	*	0,05	0,21	0,15	*
594	159	*	*	*	*	*	*	*	*	*	*
500	55	23	91	24	0,4	9	0,6	0,04	0,04	0,18	+
32	238	12	154	19	0,5	45	0,5	0,10	0,09	*	*
261	275	5	240	33	1,2	30	1,6	0,14	0,35	0,50	0
2500	235	43	200	35	1,3	*	*	*	*	*	*
183	194	165	217	*	1,4	25	*	0,02	0,15	0,11	0
550	367	25	230	*	4,7	*	*	*	*	*	*
5930	240	112	341	39	2,0	48	*	0,04	0,29	0,22	0
557	300	20	262	25	1,0	+	*	0,05	0,10	*	+
623	58	18	230	28	1,1	*	*	*	*	*	*
626	311	20	260	34	0,8	*	*	*	*	*	*
648	398	20	160	*	0,9	9	*	0,03	0,20	*	*
146	124	4	147	14	0,6	185	*	0,03	0,03	0,13	0
38	270	14	187	*	2,5	*	*	0,30	0,20	*	7
86	420	12	184	23	1,9	65	*	0,12	0,26	0,58	*
83	359	12	200	37	1,8	10	0,1	0,08	0,16	0,50	3
66	264	14	212	*	1,1	*	0,3	0,07	0,09	*	0
95	250	15	188	*	1,8	*	*	0,10	0,24	*	0
*	190	11	178	*	1,4	260	*	0,06	0,17	*	*
68	218	18	240	13	7,4	12800	0,4	0,32	2,49	0,8	28
63	300	25	226	27	1,4	13	2,5	0,10	0,18	*	*
46	333	*	*	20	1,0	*	0,9	0,05	0,08	0,46	*
86	289	*	*	17	2,0	*	1,2	0,09	0,18	*	*
66	315	26	238	28	1,5	+	1,9	0,08	0,14	*	*

* = es liegen keine Daten vor   + = in Spuren

Lebensmittel (verzehrbarer Anteil)	Portionsgröße	Kilokalorien	Kilojoule	Eiweiß	Fett	verwertbare Kohlenhydrate	Ballaststoffe
	g	kcal	kJ	g	g	g	g
Hammel- und Lammfleisch							
Muskelfleisch (ohne Fett)	100	95	397	21,9	0,3	+	(0)
Brust	100	381	1594	12,0	37,0	+	(0)
Filet	100	112	469	20,4	3,4	+	(0)
Keule (Schlegel)	100	234	979	18,0	18,0	+	(0)
Kotelett	100	348	1454	14,9	32,0	+	(0)
Lende	100	194	810	18,7	13,2	+	(0)
Schnitzel	100	131	549	19,1	6,1	+	(0)
Leber	100	133	556	21,2	4,0	3,0	(0)
Zunge	100	194	812	13,5	14,8	1,7	(0)
Kalbfleisch							
Muskelfleisch (ohne Fett)	100	95	397	21,9	0,8	+	(0)
Brust	100	131	549	18,6	6,3	+	(0)
Filet	100	95	397	20,6	1,4	+	(0)
Haxe	100	98	410	20,9	1,6	+	(0)
Keule (Schlegel)	100	97	407	20,7	1,6	+	(0)
Kotelett	100	112	470	21,1	3,1	+	(0)
Schnitzel	100	99	414	20,7	1,8	+	(0)
Bries	100	99	416	17,2	3,4	0	(0)
Leber	100	130	543	19,2	4,1	4,0	(0)
Lunge	100	90	376	17,5	2,2	+	(0)
Niere	100	128	534	16,7	6,4	0,8	(0)
Zunge	100	128	535	17,1	6,2	0,9	(0)
Rindfleisch							
Muskelfleisch (ohne Fett)	100	122	428	21,3	1,9	0,1	(0)
Filet	100	121	505	21,2	4,0	+	(0)
Hochrippe (dicke Rippe, Rostbr.)	100	161	673	20,2	8,9	+	(0)
Kamm (Hals)	100	150	628	19,3	8,1	+	(0)

(0) = praktisch nicht vorhanden

Mineralstoffe je Portion						Vitamine je Portion					
Natrium	Kalium	Calcium	Phosphor	Magnesium	Eisen	A (Retinol-Ä.)	E (Tocopherol-Ä.)	B₁ (Thiamin)	B₂ (Riboflavin)	B₆ (Pyridoxin)	C (Ascorbinsäure)
mg	mg	mg	mg	mg	mg	µg	mg	mg	mg	mg	mg
94	358	13	162	19	1,8	0	0,3	0,18	0,25	*	0
93	294	9	155	*	2,3	0	*	0,14	0,19	*	0
94	289	12	162	19	1,8	0	0,4	0,18	0,25	*	0
78	380	10	213	23	2,7	0	0,5	0,16	0,22	0,29	0
90	345	9	138	14	2,2	0	0,6	0,13	0,18	0,33	0
75	295	9	140	*	2,0	0	*	0,16	0,23	*	0
80	417	*	*	*	2,0	0	*	*	*	*	0
95	282	4	364	14	12,4	9500	*	0,36	3,33	0,37	31
105	277	19	119	*	3,1	+	*	0,08	0,28	*	7
94	358	13	198	16	2,1	+	*	0,14	0,27	0,40	*
105	329	11	237	*	3,0	+	*	0,14	0,24	*	1
95	348	12	200	*	*	+	*	0,15	0,30	*	1
115	300	12	200	*	3,0	+	*	0,15	0,23	*	*
86	343	13	198	16	2,3	+	*	0,15	0,27	0,40	+
93	369	13	195	16	2,1	+	0,6	0,14	0,26	0,40	+
83	355	15	206	*	3,0	+	*	0,18	0,30	*	1
87	386	1	120	22	2,0	0	*	0,08	0,17	*	56
87	316	9	306	19	7,9	21900	0,2	0,28	2,61	0,90	35
154	303	5	*	*	5	*	*	0,11	0,36	0,07	39
200	290	10	260	18	11,5	210	*	0,37	2,50	0,50	13
84	200	9	190	17	3,0	0	*	0,15	0,29	0,13	*
66	355	4	194	21	2,2	20	0,5	0,23	0,26	0,40	+
42	340	3	164	22	2,3	*	*	0,10	0,13	0,50	*
53	316	4	149	18	2,1	15	*	0,08	0,15	*	*
45	300	4	200	17	2,1	3	*	0,09	0,19	*	*

* = es liegen keine Daten vor   + = in Spuren

Lebensmittel
(verzehrbarer Anteil)

Energie und Nährstoffe je Portion

Lebensmittel	Portionsgröße (g)	Kilokalorien (kcal)	Kilojoule (kJ)	Eiweiß (g)	Fett (g)	verwertbare Kohlenhydrate (g)	Ballaststoffe (g)
Keule (Schlegel)	100	148	619	21,0	7,1	+	(0)
Lende (Roastbeef)	100	130	544	22,4	4,5	+	(0)
Ochsenschwanz	100	184	769	20,1	11,5	+	(0)
Corned beef (deutsch)	100	141	589	21,7	6,0	0	(0)
Hackfleisch	100	216	904	22,5	14,0	+	(0)
Luncheon meat (Frühstücksfleisch)	100	294	1229	14,7	25,4	1,6	(0)
Rindfleisch in Dosen im Durchschnitt	100	196	822	18,5	13,6	+	(0)
Schabefleisch (Tatar)	100	112	468	21,2	3,0	+	(0)
Leber	100	121	508	20,3	2,1	5,3	(0)
Niere	100	116	485	16,6	5,1	0,9	(0)
Zunge	100	209	873	16,0	15,9	0,4	(0)
Schweinefleisch							
Muskelfleisch (ohne Fett)	100	105	440	22,0	1,9	+	(0)
Bauch	100	261	1092	17,8	21,1	+	(0)
Bug (Schulter)	100	271	1132	17,0	22,5	+	(0)
Eisbein (Hinterhaxe)	100	186	777	19,0	12,2	+	(0)
Filet	100	104	435	21,5	2,0	+	(0)
Kamm	100	191	799	16,7	13,8	+	(0)
Kasseler	100	237	990	20,9	17,0	+	(0)
Keule (Schlegel, Hinterschinken)	100	274	1145	16,9	22,9	+	(0)
Kotelett	100	150	626	20,3	7,6	+	(0)
Mett	100	318	1328	17,5	27,5	+	(0)
Rückenspeck, frisch	100	759	3175	4,1	82,5	+	(0)
Schnitzel (Oberschale)	100	106	443	22,2	1,9	+	(0)
Herz	100	89	372	15,9	2,1	1,6	(0)
Leber	100	124	519	20,4	4,5	0,5	(0)

(0) = praktisch nicht vorhanden

Mineralstoffe je Portion						Vitamine je Portion					
Natrium	Kalium	Calcium	Phosphor	Magnesium	Eisen	A (Retinol-Ä.)	E (Tocopherol-Ä.)	B_1 (Thiamin)	B_2 (Riboflavin)	B_6 (Pyridoxin)	C (Ascorbinsäure)
mg	mg	mg	mg	mg	mg	µg	mg	mg	mg	mg	mg
80	357	13	195	20	2,6	10	*	0,09	0,17	*	*
55	335	3	157	23	2,5	15	1,1	0,09	0,16	*	*
107	206	4	*	*	*	*	*	*	*	*	*
833	131	33	128	*	*	0	*	0,03	0,10	*	0
*	199	4	190	33	2,4	0	0,4	0,09	0,15	*	*
1060	212	12	220	59	2,2	0	0,5	0,05	0,19	*	1
600	*	*	*	*	*	21	*	0,02	0,15	*	0
*	*	*	*	*	*	*	*	*	*	*	*
116	292	7	352	17	6,5	15300	0,7	0,30	2,90	0,71	31
235	245	11	248	20	9,5	330	0,2	0,30	2,26	0,39	11
100	255	10	229	10	3,0	0	0,2	0,14	0,29	0,13	0
60	387	3	204	27	1,0	6	0,3	0,90	0,23	0,50	2
59	157	1	55	*	*	*	*	*	*	*	*
74	291	9	149	*	1,8	9	*	0,89	0,22	*	*
59	247	11	90	1,8	1,5	*	*	0,32	0,19	*	*
74	348	2	173	22	3,0	*	*	1,10	0,31	*	*
76	252	5	139	17	2,2	*	0,6	0,92	0,18	*	2
958	324	6	160	*	2,5	+	*	*	*	*	0
72	292	9	172	21	1,7	0	*	0,80	0,19	0,39	0
62	326	11	150	24	1,8	9	0,6	0,80	0,19	0,50	0
*	*	*	*	*	*	*	*	*	*	*	*
21	14	2	13	*	0,3	0	*	0,10	0,02	*	*
72	292	9	172	21	1,7	*	0,7	0,80	0,19	0,39	0
80	257	20	176	20	4,3	9	1,4	0,46	1,06	0,43	5
77	350	10	362	21	15,8	39100	0,2	0,31	3,17	0,59	23

* = es liegen keine Daten vor   + = in Spuren

Lebensmittel (verzehrbarer Anteil)	Portionsgröße	Energie und Nährstoffe je Portion					
		Kilokalorien	Kilojoule	Eiweiß	Fett	verwertbare Kohlenhydrate	Ballaststoffe
	g	kcal	kJ	g	g	g	g
Wild – sonstige Fleischarten							
Hase	100	113	474	21,6	3,0	+	(0)
Hirsch	100	112	469	20,6	3,3	+	(0)
Reh, Keule (Schlegel)	100	97	407	21,4	1,3	+	(0)
Rücken	100	122	510	22,4	3,6	+	(0)
Kaninchen	100	152	634	20,8	7,6	+	(0)
Ziege	100	149	624	19,5	7,9	+	(0)
Fleisch- und Wurstwaren							
Bierschinken	30	51	212	5,0	3,4	+	(0)
Bockwurst	100	277	1159	12,3	25,3	+	(0)
Bratwurst (Schweinsbratw.)	100	298	1249	9,8	28,8	+	(0)
Cervelatwurst	30	118	495	6,1	10,4	+	(0)
Dosenwürstchen	100	306	1280	13,0	28,3	+	(0)
Fleischkäse (Leberkäse)	30	89	373	3,7	8,3	+	(0)
Fleischwurst	30	89	372	3,0	8,6	+	(0)
Frankfurter Würstchen	100	272	1138	13,1	24,4	+	(0)
Geflügelwurst, mager	30	32	136	4,9	1,4	+	(0)
Gelbwurst	30	84	352	2,9	8,1	+	(0)
Jagdwurst	30	62	257	4,4	4,9	+	(0)
Kalbsbratwurst	100	266	1114	10,3	25,0	+	(0)
Leberwurst, grob	30	98	410	4,8	8,8	+	(0)
mager	30	77	323	5,1	6,3	+	(0)
Mettwurst (Braunschweiger)	30	117	490	4,2	11,2	+	(0)
Mortadella	30	104	433	3,7	9,8	+	(0)
Münchner Weißwurst	100	287	1202	11,1	27,0	+	(0)
Rotwurst (Blutwurst)	30	90	378	3,0	8,7	+	(0)
Salami	30	111	466	5,6	9,9	+	(0)
Schinken, ohne Fettrand	30	44	182	8,9	0,9	+	(0)
gesalzen und gekocht	30	58	242	5,9	3,8	+	(0)

(0) = praktisch nicht vorhanden

	Mineralstoffe je Portion						Vitamine je Portion					
Natrium	Kalium	Calcium	Phosphor	Magnesium	Eisen	A (Retinol-Ä.)	E (Tocopherol-Ä.)	B$_1$ (Thiamin)	B$_2$ (Riboflavin)	B$_6$ (Pyridoxin)	C (Ascorbinsäure)	
mg	mg	mg	mg	mg	mg	µg	mg	mg	mg	mg	mg
50	276	14	220	28	2,8	0	0,5	0,09	0,06	*	*
61	330	7	197	21	2,3	*	*	*	0,25	*	*
60	309	5	220	*	3,0	0	*	*	0,25	*	0
84	342	25	220	*	3,0	*	*	*	0,25	*	*
47	382	14	224	29	3,5	+	1,0	0,11	0,07	0,30	3
*	*	10	*	*	2,0	36	1,0	0,15	0,28	0,30	0
226	78	5	46	5	0,5	0	*	0,09	0,05	*	0
700	*	*	67	*	*	*	*	*	*	*	*
520	140	5	190	15	1,0	*	0,3	0,28	0,22	*	*
378	90	7	47	3	0,5	0	*	0,03	0,06	*	0
711	165	10	185	9	2,7	*	0,2	0,03	0,08	*	*
180	90	1	*	5	0,6	*	*	0,02	0,05	*	*
249	60	4	39	4	0,5	*	*	0,06	0,08	*	*
1150	154	8	107	11	1,8	3	0,6	0,18	0,19	0,14	0
*	*	*	*	*	*	*	*	*	*	*	*
192	86	*	*	*	*	*	*	*	0,04	*	*
245	78	4	43	6	0,9	0	*	0,03	0,04	*	*
*	*	*	*	*	*	*	*	*	*	*	*
243	43	12	46	*	1,6	2490	0,2	0,06	0,28	*	*
120	42	3	72	2	1,7	510	*	0,05	0,33	*	*
327	64	4	48	3	0,5	*	*	0,06	0,05	*	*
200	62	13	43	6	0,9	0	*	0,03	0,05	*	0
620	122	25	*	*	*	*	*	0,04	0,13	*	*
204	11	2	7	2	1,9	1	*	0,02	0,04	*	*
624	67	11	50	3	0,6	+	<0,1	0,05	0,06	*	*
*	*	*	*	*	*	*	*	*	0,34	0,06	*	*
290	81	3	41	7	0,8	0	0	0,18	0,08	0,11	0

* = es liegen keine Daten vor   + = in Spuren   < = weniger als

Lebensmittel (verzehrbarer Anteil)	Portionsgröße	Energie und Nährstoffe je Portion					
		Kilokalorien	Kilojoule	Eiweiß	Fett	verwertbare Kohlenhydrate	Ballaststoffe
	g	kcal	kJ	g	g	g	g
Schinken, gesalz. u. geräuch.	30	115	480	5,1	10,5	+	(0)
Speck, durchwachsen	30	186	780	2,7	19,5	+	(0)
Wiener Würstchen	100	296	1236	10,2	28,3	+	(0)
Fleischbrühen							
Fleischextrakt	4	10	41	2,3	<0,1	0,1	0
Klare Fleischsuppe, verzehrf.	200	12	54	0,8	0,8	0,6	0

Getreide und Getreideerzeugnisse

Getreide, Mehle und sonstige Mahlprodukte

Lebensmittel	g	kcal	kJ	g	g	g	g
Gerste, Korn[a]	50	158	658	5,3	1,1	31,7	4,9
Graupen	50	169	708	5,2	0,7	35,5	2,3
Grünkern (Dinkel), Korn	50	162	677	5,8	1,4	31,6	4,4
Dinkel, Mehl	50	168	703	7,2	1,3	32,0	4,2
Hafer, Korn[a]	50	169	705	6,3	3,6	27,9	4,9
Flocken (Vollkorn)	50	176	736	6,8	4,0	29,4	5,0
Haferflocken, Instant	50	176	735	6,7	3,9	28,6	4,8
Hirse, Korn[a]	50	177	740	5,3	2,0	34,5	1,9
Mais, Korn	50	166	693	4,6	1,9	32,5	4,6
Pop-Corn	20	74	308	2,5	1,0	13,6	2,0
Grieß	50	170	710	4,4	0,6	36,8	*
Vollmehl	50	163	683	4,5	1,4	33,2	4,7
Reis, Korn, Naturreis[a]	50	174	727	3,9	1,1	37,5	1,1
poliert, roh	50	175	730	3,7	0,3	39,2	0,7
poliert, parboiled, roh	50	172	720	3,3	0,3	39,2	0,7
Roggen, Korn	50	148	620	4,8	0,9	30,4	6,6
Mehl, Type 815	50	161	671	3,5	0,5	35,5	3,3
Mehl, Type 1150	50	160	667	4,5	0,7	33,9	4,0
Vollkorn/Backschrot, Type 1800	50	147	613	5,4	0,8	29,5	7,0

(0) = praktisch nicht vorhanden   [a] = entspelzt

Mineralstoffe je Portion						Vitamine je Portion					
Natrium	Kalium	Calcium	Phosphor	Magnesium	Eisen	A (Retinol-Ä.)	E (Tocopherol-Ä.)	B₁ (Thiamin)	B₂ (Riboflavin)	B₆ (Pyridoxin)	C (Ascorbinsäure)
mg	mg	mg	mg	mg	mg	µg	mg	mg	mg	mg	mg
420	74	3	62	6	0,7	0	*	0,17	0,06	0,12	0
531	68	3	32	5	0,2	0	0,1	0,13	0,04	0,11	0
941	204	13	170	*	2,4	*	*	0,10	0,12	*	*
70	288	7	95	15	1,6	*	*	*	*	*	0
*	*	*	*	*	*	*	*	*	*	*	0
9	222	19	171	57	1,4	+	0,3	0,22	0,09	0,28	0
3	125	9	103	33	1,4	0	0,1	0,05	0,04	0,11	0
2	224	11	206	65	2,1	0	0,2	0,15	0,05	0,15	0
2	191	12	192	57	1,5	0	0,7	0,21	0,05	0,15	0
4	178	40	171	65	2,9	*	0,4	0,34	0,09	0,48	+
4	187	24	208	68	2,7	*	0,8	0,30	0,08	0,08	0
3	200	35	215	70	2,0	*	0,8	0,33	0,08	0,08	*
2	87	5	138	62	3,5	0	0,2	0,02	0,06	0,26	0
3	147	4	107	46	0,8	93	1,0	0,18	0,10	0,20	0
1	48	2	56	*	0,3	*	0,6	0,06	0,02	*	0
1	40	2	37	10	0,5	60	0,4	0,08	0,03	*	0
1	60	9	*	24	1,2	25	*	0,22	0,07	*	0
5	119	8	141	60	1,6	*	0,4	0,21	0,05	0,14	0
3	55	3	57	16	0,4	0	0,1	0,03	0,02	0,08	0
3	46	12	47	14	1,5	0	0,2	0,22	0,02	*	0
2	255	19	168	46	1,4	*	1,0	0,18	0,09	0,12	0
1	85	11	63	13	1,1	*	0,3	0,09	0,05	0,06	0
1	149	14	98	25	1,1	21	0,5	0,11	0,06	*	0
1	245	16	177	47	1,1	21	0,5	0,11	0,06	0,15	0

* = es liegen keine Daten vor   + = in Spuren   ‹ = weniger als

Energie und Nährstoffe je Portion

Lebensmittel (verzehrbarer Anteil)	Portionsgröße	Kilokalorien	Kilojoule	Eiweiß	Fett	verwertbare Kohlenhydrate	Ballaststoffe
	g	kcal	kJ	g	g	g	g
Weizen, Korn	50	154	644	5,7	1,0	30,5	6,7
Grieß	50	164	687	5,4	0,5	34,5	3,6
Mehl, Type 405	50	168	702	5,3	0,5	35,5	2,0
Mehl, Type 1050	50	166	692	5,8	0,9	33,5	2,6
Vollkorn, Type 1700	50	151	631	6,1	1,0	29,9	5,9
Keime, getrocknet	15	48	201	4,3	1,4	4,6	2,7
Speisekleie	15	26	110	2,7	0,6	2,4	7,1
Stärkemehle							
Kartoffel-Stärke	10	34	141	<0,1	<0,1	8,3	+
Mais-Stärke	10	35	145	<0,1	<0,1	8,6	+
Weizen-Stärke	10	35	145	<0,1	<0,1	8,6	+

Backwaren

Brote

Lebensmittel	Portionsgröße	Kilokalorien	Kilojoule	Eiweiß	Fett	verwertbare Kohlenhydrate	Ballaststoffe
Roggenbrot	50	110	458	3,4	0,5	22,9	3,3
Roggenmischbrot	50	106	444	3,5	0,6	21,9	3,1
Roggenschrot- und vollkornbrot	50	98	409	3,7	0,6	19,4	4,1
Weißbrot	50	118	493	4,1	0,6	24,0	1,5
Weizenmischbrot	50	112	469	3,4	0,6	23,9	2,3
Weizenschrot- und vollkornbrot	50	102	427	3,9	0,5	20,5	4,2
Weizenbrötchen (Semmeln)	50	137	573	4,4	1,0	27,8	1,5
Weizentoastbrot (1 Scheibe)	20	52	235	1,5	0,9	9,6	0,7
Knäckebrot (1 Scheibe)	10	32	133	1,0	0,2	6,6	1,4
Mehrkornbrot	50	108	452	3,8	0,8	21,4	4,5
Pumpernickel	50	93	386	3,7	0,5	18,3	4,7
Fein- und Dauerbackwaren							
Biskuit (Löffel-) (6 Stück)	30	122	511	2,6	1,5	24,6	+

(0) = praktisch nicht vorhanden

Mineralstoffe je Portion						Vitamine je Portion					
Natrium	Kalium	Calcium	Phosphor	Magnesium	Eisen	A (Retinol-Ä.)	E (Tocopherol-Ä.)	B₁ (Thiamin)	B₂ (Riboflavin)	B₆ (Pyridoxin)	C (Ascorbinsäure)
mg	mg	mg	mg	mg	mg	µg	mg	mg	mg	mg	mg
4	191	17	171	64	1,7	2	0,7	0,23	0,06	0,14	0
1	56	9	44	15	0,5	+	0,4	0,06	0,02	0,05	0
1	54	8	37	*	0,8	+	0,2	0,03	0,02	0,09	0
1	102	12	104	27	1,1	+	0,7	0,22	0,04	0,12	0
1	189	20	175	65	2,4	+	1,1	0,23	0,08	0,23	0
1	149	7	165	43	1,3	1,5	3,7	0,30	0,11	0,60	0
*	*	*	*	*	*	*	*	*	*	*	0
<1	2	4	<1	<1	0,2	0	(0)	+	+	<0,01	0
<1	<1	*	3	<1	<0,1	0	(0)	+	<0,01	+	0
<1	2	0	*	+	*	0	(0)	0	0	*	0
262	122	15	59	18	1,3	*	0,6	0,09	0,06	0,10	0
269	93	24	68	15	0,7	*	*	0,09	0,04	0,06	0
264	146	19	99	27	1,0	40	0,6	0,09	0,08	0,15	4
270	65	29	45	12	0,4	*	0,3	0,05	0,03	0,02	0
277	89	18	64	20	0,9	*	*	0,07	0,04	0,05	0
224	110	16	98	30	1,0	*	0,4	0,12	0,08	0,04	0
277	65	14	56	15	0,6	*	*	0,05	0,02	0,02	0
110	32	12	18	5	0,2	*	*	0,02	0,01	0,02	0
46	44	6	30	7	0,5	0	0,4	0,02	0,02	0,03	0
262	145	14	135	35	1,1	*	0,5	0,07	0,06	0,10	0
185	169	28	74	40	1,2	*	*	0,03	0,04	0,05	0
15	43	9	55	3	0,4	26	*	0,01	0,04	0,02	*

∗ = es liegen keine Daten vor   + = in Spuren   < = weniger als

Lebensmittel (verzehrbarer Anteil)	Portionsgröße	Kilokalorien	Kilojoule	Eiweiß	Fett	verwertbare Kohlenhydrate	Ballaststoffe
	g	kcal	kJ	g	g	g	g
Butterkeks (5 Stück à 6 g)	30	127	530	2,4	3,0	22,5	0,9
Mandelmakronen (3 kleine)	30	113	472	1,5	7,2	10,5	1,8
Rührkuchen	50	215	903	3,5	9,5	29	*
Russisch Brot	30	116	487	2,0	0,3	26,5	+
Salzstangen, Salzbrezeln	30	104	466	2,9	0,2	22,8	+
Vollkorngebäck							
Keks i. D.	30	132	552	3,0	6,0	16,5	3,0
Müslikeks	30	133	556	2,4	5,7	18,0	2,4
Vollkornzwieback (1 Stück)	10	36	152	1,7	0,8	5,6	1,0
Weihnachtsstollen, sächs.	50	173	725	2,9	6,5	25,8	2,0
Zwieback, eifrei (1 Stück)	10	37	154	1,0	0,4	7,3	0,4
Frühstücksflocken							
Kleieflocken	30	73	305	3,6	0,9	12,6	9,9
Corn-flakes	30	107	445	2,3	0,2	23,9	1,2
Teigwaren							
Eier-Teigwaren (Nudeln)	60	216	904	8,0	1,8	42	2,0
Nudeln, eifrei	60	217	908	7,5	0,7	45,1	*
Vollkornnudeln	60	206	861	9,0	1,8	38,4	4,8
Verschiedenes							
Bierhefe (getrocknet)	10	23	96	4,8	0,4	0	*
Bäckerhefe	10	8	33	1,7	0,1	0	*

Hülsenfrüchte, Samen und Nüsse

Hülsenfrüchte							
Bohnen, weiß	75	179	746	15,8	1,2	26,0	17,4
Erbsen	75	202	845	18,0	1,1	30,9	12,5
Kichererbsen	75	230	962	15,0	4,4	33,2	11,6
Linsen	75	203	847	17,6	1,1	30,5	12,8
Saubohnen	75	232	971	17,9	1,5	36,7	16,5

Mineralstoffe je Portion						Vitamine je Portion					
Natrium	Kalium	Calcium	Phosphor	Magnesium	Eisen	A (Retinol-Ä.)	E (Tocopherol-Ä.)	B₁ (Thiamin)	B₂ (Riboflavin)	B₆ (Pyridoxin)	C (Ascorbinsäure)
mg	mg	mg	mg	mg	mg	µg	mg	mg	mg	mg	mg
116	42	14	33	7	0,5	41	*	0,01	0,03	0,02	+
18	129	35	63	28	0,6	1	*	0,02	0,12	0,01	*
35	59	20	58	10	0,6	62	*	0,02	0,05	0,03	+
14	*	*	*	*	*	*	*	*	*	*	*
537	37	44	*	*	0,2	*	*	<0,01	0,01	*	0
*	*	*	*	*	*	*	*	*	*	*	*
*	*	*	*	*	*	*	*	*	*	*	*
*	*	*	*	*	*	*	*	*	*	*	*
*	*	*	*	*	*	*	*	*	*	*	*
27	16	4	13	2	0,2	*	*	*	*	0,01	*
*	300	21	300	44	*	*	3,6	0,42	0,48	1,8	23
281	36	4	18	4	0,6	8	0,05	0,02	+	+	+
10	131	14	92	25	1,8	36	0,1	0,10	0,04	0,04	0
3	*	13	99	*	0,9	0	*	0,05	0,04	*	*
19	99	15	103	32	2,3	*	*	0,19	0,08	0,12	*
8	141	5	190	23	1,8	+	*	1,20	0,40	0,44	+
3	64	2	48	3	0,4	+	*	0,14	0,23	0,07	+
3	1003	85	320	105	4,6	50	0,2	0,38	0,15	0,31	2
20	706	38	281	89	3,8	10	*	0,57	0,20	0,1	1
19	567	93	249	97	4,6	23	*	0,38	0,10	0,41	4
5	628	49	309	97	6,0	13	*	0,36	0,20	0,44	*
*	*	*	*	*	*	*	*	*	*	*	*

* = es liegen keine Daten vor   + = in Spuren   < = weniger als

Lebensmittel (verzehrbarer Anteil)	Portionsgröße	Energie und Nährstoffe je Portion					
		Kilokalorien	Kilojoule	Eiweiß	Fett	verwertbare Kohlenhydrate	Ballaststoffe
	g	kcal	kJ	g	g	g	g
Sojabohnen	75	254	1068	28,2	13,7	4,7	16,4
Sojakäse (Tofu)	75	64	267	6,6	3,6	1,4	0,4
Sojamehl, vollfett	10	36	151	4,1	2,1	0,3	1,9
Sojasprossen	75	37	154	3,8	0,9	3,5	0,8
Sojafleisch, trocken i.D.	40	100	417	17,6	0,9	5,4	8,4
Sojawurst i.D.	30	94	393	3,8	8,2	1,3	0,5
Samen und Nüsse							
Cashewnuß	30	171	714	5,2	12,6	9,2	0,9
Erdnuß	30	171	716	7,8	14,4	2,5	3,3
geröstet	30	176	738	7,9	14,8	2,8	3,4
Haselnuß	30	194	812	3,9	18,3	3,4	2,2
Kastanien, Maronen	100	196	818	3,4	1,9	41,2	8,4
Kokosnuß	30	109	456	1,2	11,0	1,4	2,7
Kokosraspel	30	182	761	1,7	18,6	1,9	7,2
Leinsamen, ungeschält	10	40	165	2,9	3,1	*	3,9
Mandel	30	173	724	5,7	16,2	1,1	4,6
Paranuß	30	202	845	4,2	20,1	1,1	2,0
Pinienkerne	30	202	846	3,9	18,0	6,2	0,3
Pistazienkerne	30	185	775	6,2	15,5	5,3	2,0
Sesam-Samen	10	57	240	2,1	5,0	1,0	1,1
Sonnenblumenkerne, geschält	30	178	749	8,0	14,7	3,7	1,9
Walnuß	30	200	836	4,5	18,6	3,6	1,8

Gemüse und Gemüseprodukte

Artischocke, roh	200	44	182	4,8	0,2	5,2	21,6
Aubergine, roh	200	34	144	2,4	0,4	5,0	5,6
Bambussprossen, roh	75	13	54	1,9	0,2	0,8	*
Bleichsellerie (Stauden-), roh	200	30	128	2,4	0,4	4,4	5,2

Mineralstoffe je Portion						Vitamine je Portion					
Natrium	Kalium	Calcium	Phosphor	Magnesium	Eisen	A (Retinol-Ä.)	E (Tocopherol-Ä.)	B_1 (Thiamin)	B_2 (Riboflavin)	B_6 (Pyridoxin)	C (Ascorbinsäure)
mg	mg	mg	mg	mg	mg	µg	mg	mg	mg	mg	mg
4	1349	151	413	165	5,0	47	1,1	0,75	0,38	0,7	0
3	71	65	74	74	4,1	3	0,4	0,06	0,04	0,04	0
1	187	20	55	25	1,2	1,4	0,05	<0,01	<0,01	<0,01	*
22	176	24	56	14	0,6	3	0,1	0,15	0,09	*	10
*	840	100	260	120	4,4	2	5,2	0,44	0,12	*	0
154	91	14	33	7	0,5	15	1,4	0,02	0,09	*	1
5	166	9	113	81	0,3	3	0,24	0,19	0,08	*	*
3,3	198	12	102	49	0,5	+	3,1	0,27	0,05	0,13	0
2	233	20	123	54	0,7	33	3,0	0,08	0,04	0,12	0
<1	189	68	99	45	1,1	1	8,0	0,12	0,06	0,14	1
2	707	33	87	45	1,4	4	1,2	0,23	0,22	0,35	27
11	114	6	28	12	0,7	*	0,2	0,02	0,01	0,02	1
8	225	7	48	27	1,1	*	0,03	<0,01	0,18	*	*
6	73	20	66	*	1	*	*	0,02	0,01	*	*
6	251	76	136	51	1,2	7	7,6	0,07	0,18	0,05	0
<1	193	39	202	48	1,0	1	2,3	0,30	0,01	0,03	1
*	*	4	182	*	1,6	2	*	0,39	0,07	*	*
*	306	39	150	48	2,2	7,5	1,6	0,21	0,06	*	2
5	46	78	61	35	1,0	*	*	0,08	0,03	0,08	*
1	218	30	185	126	1,9	*	6,5	0,57	0,04	0,18	*
<1	171	26	123	41	0,6	3	1,8	0,11	0,03	0,26	1
94	700	106	260	52	3,0	34	0,4	0,28	0,02	*	16
6	448	26	42	22	0,8	14	0,06	0,08	0,08	0,16	10
5	353	11	41	*	0,5	2	*	0,10	0,06	*	5
264	688	160	96	24	0,4	236	*	0,10	0,16	0,18	14

* = es liegen keine Daten vor   + = in Spuren   < = weniger als

Lebensmittel (verzehrbarer Anteil)	Portionsgröße	Energie und Nährstoffe je Portion					
		Kilokalorien	Kilojoule	Eiweiß	Fett	verwertbare Kohlenhydrate	Ballaststoffe
	g	kcal	kJ	g	g	g	g
Blumenkohl, roh	200	44	184	4,8	0,6	4,6	5,8
tiefgefroren	200	44	186	3,6	0,4	6,6	2,0
Bohnen, grün, roh	200	64	272	4,8	0,4	10,2	3,8
in Dosen, Gesamtinhalt	150	33	138	1,8	0,2	5,9	1,5
Broccoli, roh	200	52	216	6,6	0,4	5,0	6,0
Brunnenkresse, roh	10	2	8	0,2	<0,1	0,2	0,2
Chicorrée, roh	50	8	34	0,7	0,1	1,2	0,7
Chinakohl, roh	200	24	104	2,4	0,6	2,4	3,8
Endivien, roh	50	7	30	0,9	0,1	0,6	0,6
Erbsen, grün, roh	200	140	586	11,6	1,0	21,2	10,4
in Dosen, abgetropft	150	72	303	5,4	0,6	7,2	6,0
Feldsalat, roh	50	7	29	0,9	0,2	0,4	0,8
Fenchel, roh	200	48	197	4,8	0,6	5,6	8,4
Grünkohl (Braunkohl), roh	200	74	306	8,6	1,8	5,0	8,4
Gurken, roh	200	24	102	1,2	0,4	3,6	1,0
Salz-Dill-Gurken	100	30	126	1,0	0,2	2,5	0,4
Kartoffeln, roh	250	175	730	5,0	0,3	37,0	5,3
Knollensellerie, roh	200	36	154	3,2	0,6	4,6	8,4
Kohlrabi, roh	200	48	204	4,0	0,2	7,4	2,8
Kohlrübe, roh	200	68	286	2,2	0,4	14,0	5,4
Kopfsalat, roh	50	6	25	0,7	0,1	0,6	0,7
Kürbis, roh	200	52	208	2,0	0,2	10,0	4,4
Löwenzahnblätter, roh	50	14	57	1,5	0,3	1,2	1,5
Mangold, roh	200	28	116	4,2	0,6	1,4	4,0
Meerrettich, roh	10	6,3	26,3	0,3	+	1,2	0,4
Möhren (Karotten), roh	200	50	212	2,2	0,4	9,6	6,8
in Dosen	150	21	89	0,9	0,5	3,0	2,4
Paprikafrüchte, grün, roh	200	40	168	2,4	0,6	5,8	7,2

Mineralstoffe je Portion						Vitamine je Portion					
Natrium	Kalium	Calcium	Phosphor	Magnesium	Eisen	A (Retinol-Ä.)	E (Tocopherol-Ä.)	B₁ (Thiamin)	B₂ (Riboflavin)	B₆ (Pyridoxin)	C (Ascorbinsäure)
mg	mg	mg	mg	mg	mg	µg	mg	mg	mg	mg	mg
32	656	44	108	34	1,2	4	0,2	0,20	0,22	0,40	138
26	474	32	108	*	1,2	4	*	0,12	0,12	*	92
4	486	112	76	52	1,6	106	0,2	0,16	0,22	0,56	38
373	222	51	36	30	2,0	50	0,1	0,11	0,06	0,05	6
38	558	116	164	48	1,6	100	1,6	0,20	0,40	0,56	230
1	28	18	6	3	0,3	82	*	0,01	0,02	*	9
2	96	13	13	7	0,4	286	*	0,03	0,02	0,02	5
38	288	80	60	22	1,2	46	*	0,06	0,08	0,24	52
27	173	27	27	5	0,7	91	*	0,03	0,05	*	5
2	680	52	200	60	3,8	120	*	0,64	0,30	*	50
333	225	30	93	30	2,3	65	*	0,15	0,09	0,08	14
2	210	16	25	7	1,0	332	0,3	0,04	0,04	0,13	18
172	988	218	102	98	5,4	1566	*	0,46	0,22	0,20	186
88	980	424	174	62	3,8	2894	3,4	0,20	0,40	0,50	210
16	320	30	46	16	<0,1	130	0,2	0,04	0,06	0,08	16
960	*	30	30	*	1,6	*	*	+	0,02	*	2
8	1028	15	125	50	1,1	3	+	2,5	0,13	0,75	43
154	828	100	148	28	1,0	6	1,0	0,08	0,14	0,40	16
60	644	136	102	86	1,0	4	*	0,10	0,10	0,14	126
20	454	94	62	22	1,0	34	*	0,10	0,14	0,40	66
4	86	10	11	5	0,2	123	0,3	0,03	0,04	0,03	7
2	608	44	88	16	1,6	1666	2,2	0,10	0,14	0,20	24
38	241	79	35	18	1,6	650	1,3	0,10	0,09	*	34
180	752	206	78	*	5,4	1176	*	0,18	0,32	*	78
1	63	11	9	3	0,1	4	*	0,01	0,01	0,02	11
120	640	82	72	34	0,8	3400	1,0	0,14	0,10	0,60	14
318	260	36	33	*	1,1	1500	*	0,03	0,03	0,03	5
4	354	20	58	24	0,8	360	5,0	0,10	0,80	0,48	240

* = es liegen keine Daten vor   + = in Spuren   < = weniger als

Lebensmittel
(verzehrbarer Anteil)

Lebensmittel	Portionsgröße	Kilokalorien	Kilojoule	Eiweiß	Fett	verwertbare Kohlenhydrate	Ballaststoffe
	g	kcal	kJ	g	g	g	g
Petersilienblatt, roh	10	5	21	0,4	+	0,7	0,4
Porree (Lauch), roh	200	50	208	4,4	0,6	6,4	4,6
Rettich, roh	200	28	114	2,0	0,4	3,8	5,0
Rhabarber, roh	200	26	110	1,2	0,2	2,8	6,4
Rosenkohl, roh	200	72	298	9,0	0,6	6,6	8,8
Rote Rübe (Bete), roh	200	82	338	3,0	0,2	16,8	5,0
Saft	125	45	190	1,3	+	10,0	*
Rotkohl, roh	200	42	172	3,0	0,4	6,4	5,0
Sauerkraut, abgetropft, roh	200	34	140	3,0	0,6	1,6	4,4
Schwarzwurzel, roh	200	32	134	2,8	0,8	3,2	34,0
Spargel, roh	200	36	150	3,8	0,2	4,4	3,0
in Dosen	150	20	78	2,9	0,2	1,5	2,0
Spinat, roh	200	30	128	5,0	0,6	1,2	5,2
tiefgefroren	200	28	118	4,6	0,6	1,0	4,6
Tomaten, roh	200	34	146	2,0	0,4	5,2	2,0
Mark, gesalzen	30	12	49	0,7	0,2	1,7	0,2
Saft	125	21	90	1,0	0,1	3,6	0,1
Weißkohl, roh	200	48	204	2,6	0,4	8,4	6,0
Wirsing, roh	200	50	210	6,0	0,8	4,8	5,0
Zucchini, roh	200	38	158	3,2	0,8	4,4	2,2
Zuckermais, roh	200	172	722	6,0	2,4	31,6	8,0
in Dosen	150	165	692	4,8	2,3	31,5	3,0
Zwiebel, roh	50	14	59	0,7	0,2	2,5	0,9

Pilze

Lebensmittel	Portionsgröße	Kilokalorien	Kilojoule	Eiweiß	Fett	verwertbare Kohlenhydrate	Ballaststoffe
Austernpilz	200	22	88	4,8	0,2	+	11,8
Champignon (Zucht-)	200	42	176	8,2	0,4	1,2	4,0
in Dosen	200	40	168	6,8	1,0	1,0	4,0
Pfifferlinge	200	30	126	4,8	1,0	0,4	9,4

	Mineralstoffe je Portion						Vitamine je Portion					
Natrium	Kalium	Calcium	Phosphor	Magnesium	Eisen	A (Retinol-Ä.)	E (Tocopherol-Ä.)	B₁ (Thiamin)	B₂ (Riboflavin)	B₆ (Pyridoxin)	C (Ascorbinsäure)
mg	mg	mg	mg	mg	mg	µg	mg	mg	mg	mg	mg
3	81	18	9	4	0,6	100	0,4	0,01	0,03	0,02	17
10	534	126	92	36	2,0	22	1,0	0,18	0,14	0,52	52
36	864	80	60	36	1,6	4	✳	0,06	0,06	0,12	58
4	540	104	48	26	1,0	10	0,6	0,04	0,06	0,08	20
18	900	62	168	44	2,2	188	1,2	0,26	0,26	0,60	224
116	814	58	90	50	1,8	4	0,1	0,06	0,08	0,10	20
250	303	3	36	✳	✳	✳	✳	✳	✳	✳	4
22	534	70	64	36	1,0	16	3,4	0,14	0,10	0,30	100
710	576	96	86	28	1,2	6	✳	0,06	0,10	0,40	40
10	640	106	152	46	6,6	6	12,0	0,22	0,06	✳	8
8	406	52	92	36	1,4	+	4,2	0,22	0,21	0,12	40
533	156	26	57	9	1,4	+	✳	0,09	0,12	0,05	23
130	1108	234	110	116	8,2	1098	2,8	0,20	0,40	0,40	102
80	640	240	90	92	4,2	1000	✳	0,18	0,32	✳	58
6	484	18	36	28	0,6	228	1,6	0,12	0,08	0,20	50
177	348	18	10	10	✳	62	✳	0,03	0,02	✳	3
6	288	19	19	12	0,8	188	✳	0,06	0,05	0,14	21
26	510	90	72	28	1,0	8	3,4	0,10	0,10	0,20	94
18	472	128	110	24	1,0	1566	3,0	0,10	0,14	0,40	100
6	354	60	50	36	3,0	74	✳	0,40	0,18	0,24	32
+	600	4	166	54	1,0	24	0,2	0,30	0,24	0,40	24
314	345	✳	✳	✳	✳	✳	0,2	✳	✳	✳	24
2	81	16	17	6	0,2	1	0,1	0,02	0,02	0,07	5
12	508	24	134	26	2,5	✳	✳	0,40	0,60	0,18	+
16	780	20	240	26	2,2	4	0,2	0,20	0,90	0,12	8
638	242	38	138	30	1,6	✳	✳	0,04	0,44	0,12	4
6	734	8	112	28	13,0	434	0,2	0,04	0,46	✳	12

✳ = es liegen keine Daten vor   + = in Spuren   ‹ = weniger als

Lebensmittel (verzehrbarer Anteil)	Portionsgröße	Energie und Nährstoffe je Portion					
		Kilokalorien	Kilojoule	Eiweiß	Fett	verwertbare Kohlenhydrate	Ballaststoffe
	g	kcal	kJ	g	g	g	g
in Dosen	200	30	126	4,2	1,4	0,4	9,4
Steinpilze	200	54	226	10,8	0,8	1,0	12,0

Obst und Obstprodukte[a]

Lebensmittel	g	kcal	kJ	g	g	g	g
Ananas, roh	150	83	347	0,6	0,3	18,6	2,3
in Dosen	150	99	416	0,6	0,3	23,0	1,5
Saft	200	106	440	0,8	0,2	24,0	+
Apfel, ungeschält, roh	150	81	338	0,5	0,9	17,1	3,0
Mus	150	119	492	0,3	0,2	28,8	3,0
Saft	200	114	416	0,2	+	23,4	+
Apfelsine (Orange), roh	150	63	266	1,5	0,3	12,5	2,4
Saft, frisch gepreßt	200	92	384	1,4	0,4	18,8	*
Aprikosen, roh	150	65	270	1,5	0,2	12,8	2,3
getrocknet	35	84	351	1,8	0,2	16,8	3,0
in Dosen	150	107	447	0,9	0,2	25,5	3,0
Nektar, ca. 40% Fru.ant.	200	120	500	0,6	0,2	28,8	*
Avocado, roh	150	332	1385	2,9	35,3	0,6	9,5
Banane, roh	150	141	588	1,7	0,3	32,1	2,7
getrocknet	35	114	477	1,5	0,3	26,3	4,2
Birne, roh	150	83	346	0,8	0,5	18,6	5,0
in Dosen	150	101	422	0,5	0,3	24,0	3,0
Brombeere, roh	150	66	275	1,8	1,5	9,3	4,8
Dattel, getrocknet	35	97	406	0,7	0,2	22,8	3,2
Erdbeere, roh	150	48	201	1,2	0,6	8,3	2,4
in Dosen	150	116	480	0,9	0,3	27,2	1,5
tiefgefroren	150	50	206	1,2	0,6	9,8	3,0
Feige, getrocknet	35	86	361	1,4	0,5	18,9	4,5
Grapefruit, roh	150	68	281	0,9	0,3	11,3	2,4
Saft, ungesüßt	200	94	394	1,0	0,2	20,2	*

[a] = Energie und verwertbare Kohlenhydrat variabel je nach Zuckerzusatz

Mineralstoffe je Portion						Vitamine je Portion					
Natrium	Kalium	Calcium	Phosphor	Magnesium	Eisen	A (Retinol-Ä.)	E (Tocopherol-Ä.)	B₁ (Thiamin)	B₂ (Riboflavin)	B₆ (Pyridoxin)	C (Ascorbinsäure)
mg	mg	mg	mg	mg	mg	µg	mg	mg	mg	mg	mg
330	310	10	66	12	2,0	434	*	*	*	0,08	6
12	682	8	170	24	2,0	*	0,4	0,06	0,74	*	6
3	258	24	14	26	0,6	15	0,2	0,12	0,05	0,12	30
1,5	185	24	9	26	0,3	5	*	0,12	0,03	0,11	11
2	298	24	18	24	1,4	16	*	0,10	0,04	*	18
5	183	11	18	9	0,8	9	0,8	0,06	0,05	0,15	18
3	171	6	9	15	0,6	9	*	0,02	0,03	0,09	3
4	218	14	16	8	0,6	14	*	0,04	0,06	0,20	2
2	248	63	33	21	0,6	5	0,5	0,14	0,06	0,15	75
2	286	22	32	24	0,4	24	*	0,14	0,06	0,10	104
3	420	26	33	14	0,9	204	0,8	0,06	0,08	0,11	15
4	478	29	39	18	1,5	2030	*	+	0,04	0,06	4
20	257	17	23	14	1,1	197	*	0,03	0,03	0,08	6
+	302	18	24	*	0,4	210	*	0,02	0,02	*	6
5	731	15	57	44	0,9	18	2,0	0,12	0,23	0,80	20
2	573	12	41	46,5	0,5	8	0,5	0,08	0,09	0,56	17
1	517	11	36	*	1,0	5	*	0,07	0,07	*	2
3	192	14	20	12	0,3	3	0,6	0,05	0,06	0,03	8
6	98	9	12	6	0,6	3	*	0,02	0,03	0,02	3
3	270	66	45	45	1,4	33	1,1	0,05	0,06	0,08	26
12	227	21	21	18	0,7	9	*	0,01	0,03	0,05	1
3	221	36	39	23	1,5	5	0,2	0,05	0,09	0,09	93
12	144	11	38	33	2,9	*	*	0,02	0,05	0,05	45
3	234	36	38	23	1,5	20	0,3	0,05	0,09	*	90
13	298	67	38	25	1,1	3	*	0,04	0,04	0,04	1
3	222	36	24	15	0,6	147	0,5	0,08	0,05	0,05	66
2	298	16	26	16	1,0	*	*	0,06	0,04	0,02	70

* = es liegen keine Daten vor   + = in Spuren   < = weniger als

		Energie und Nährstoffe je Portion					
Lebensmittel (verzehrbarer Anteil)	Portionsgröße	Kilokalorien	Kilojoule	Eiweiß	Fett	verwertbare Kohlenhydrate	Ballaststoffe
	g	kcal	kJ	g	g	g	g
Heidelbeeren, roh	150	56	231	1,1	0,9	9,2	7,4
i. Dosen, ges., Gesamtinh.	150	110	461	1,4	0,8	24,0	4,5
Kulturheidelb., tiefgefroren	150	125	524	1,1	0,8	28,5	7,5
Himbeeren, roh	150	50	210	2,0	0,5	7,2	7,1
in Dosen, gesüßt	150	105	441	1,1	0,5	24,0	6,0
Holunderbeeren, schwarz, roh	150	81	342	3,9	2,6	9,8	9,8
Honigmelone, roh, Fruchtfl.	150	81	342	1,4	0,2	18,6	1,1
Johannisbeeren, rot	150	50	207	1,7	0,3	7,4	5,3
schwarz	150	59	246	2,0	0,3	9,2	10,2
weiß	150	45	191	1,4	+	10,1	4,5
Nektar, rot	200	122	448	0,8	+	24,8	*
Nektar, schwarz	200	128	472	0,8	+	26,0	*
Kaki, roh	150	108	452	0,9	0,5	24,8	3,8
Kaktusfeigen, roh	150	57	240	1,2	1,1	10,7	7,5
Kirschen, süß, roh[a]	150	95	393	1,4	0,5	20,0	2,0
sauer, roh[a]	150	80	333	1,4	0,8	14,9	1,7
Kiwi, roh	150	75	314	1,4	0,9	13,7	3,2
Litschi, roh	150	113	473	1,4	0,5	25,5	2,4
Mandarinen, roh	150	69	288	0,9	0,5	15,3	3,0
Mango, roh	150	89	368	0,8	0,8	19,2	2,6
Mirabellen, roh[a]	150	101	423	1,1	0,3	22,5	1,4
Nektarine, roh, ohne Stein	150	80	335	1,4	*	18,6	3,0
Olive, grün, mariniert, 5 Stck.	25	33	139	0,4	3,3	0,5	0,6
Papaya, roh	150	20	83	0,9	0,2	3,6	2,9
Pfirsich, roh	150	65	270	1,1	0,2	14,1	2,9
in Dosen, Gesamtinhalt	150	104	434	0,6	0,2	24,8	1,7
Pflaumen, roh[a]	150	74	308	0,9	0,3	15,3	2,4
Preiselbeeren, roh	150	53	218	0,5	0,8	9,3	4,4
in Dosen, gesüßt, 1 EL	25	46	191	0,1	0,1	11,1	0,5

[a] = mindestens 85% der Ware ist verzehrbar

	Mineralstoffe je Portion						Vitamine je Portion					
Natrium	Kalium	Calcium	Phosphor	Magnesium	Eisen	A (Retinol-Ä.)	E (Tocopherol-Ä.)	B₁ (Thiamin)	B₂ (Riboflavin)	B₆ (Pyridoxin)	C (Ascorbinsäure)	
mg	mg	mg	mg	mg	mg	µg	mg	mg	mg	mg	mg
2	117	15	20	3	1,4	3	4,1	0,03	0,03	0,09	33
6	89	18	24	6	3,9	3	*	0,02	0,03	0,03	12
2	105	15	17	*	1,2	15	*	0,05	0,09	*	11
2	300	60	66	45	1,5	6	1,4	0,05	0,11	0,12	38
11	138	27	20	20	2,7	*	*	0,02	0,09	0,06	8
1	455	56	86	*	2,4	90	*	0,11	0,11	0,38	27
30	495	9	32	15	0,3	1175	0,2	0,09	0,03	*	48
2	386	44	41	20	1,4	3	1,1	0,06	0,05	0,08	54
2	465	65	60	26	2,0	5	3,0	0,08	0,08	0,12	266
3	402	45	35	14	1,5	*	*	0,12	0,03	*	53
+	220	14	14	*	0,6	8	*	+	+	*	12
10	196	30	20	*	0,6	8	*	+	+	*	60
6	255	12	38	12	0,5	399	*	0,03	0,03	*	24
*	135	42	42	*	0,5	14	*	0,02	0,05	*	38
5	344	26	30	17	0,6	9	0,2	0,06	0,06	0,08	23
3	171	12	29	12	0,8	108	0,15	0,08	0,09	*	18
6	471	60	47	36	1,2	11	*	0,03	0,08	*	69
4,5	273	12	45	15	0,6	*	*	0,75	0,75	*	59
3	225	50	29	17	0,5	71	0,5	0,09	0,05	0,03	48
8	255	15	20	27	0,6	308	1,5	0,08	0,06	*	56
+	345	18	50	23	0,8	63	*	0,09	0,06	*	11
14	405	6	36	20	0,8	110	*	0,03	0,08	*	12
525	12	24	4	5	0,4	12	*	0,01	0,02	0,01	0
5	317	32	24	62	0,6	240	*	0,05	0,06	*	120
2	291	12	32	14	0,8	23	1,5	0,05	0,08	0,05	15
5	155	6	20	8	0,5	*	*	0,02	0,03	0,03	6
3	266	12	27	15	0,6	20	1,2	0,11	0,06	0,08	8
3	116	21	15	9	0,8	6	1,5	0,03	0,03	0,02	18
4	17	3	3	2	0,7	*	*	*	*	*	*

* = es liegen keine Daten vor   + = in Spuren   ‹ = weniger als

Energie und Nährstoffe je Portion

Lebensmittel (verzehrbarer Anteil)	Portionsgröße	Kilokalorien	Kilojoule	Eiweiß	Fett	verwertbare Kohlenhydrate	Ballaststoffe
	g	kcal	kJ	g	g	g	g
Quitten, roh	150	57	239	0,6	0,8	11,0	9,0
Reineclauden, roh	150	84	354	1,2	*	18,5	3,5
Rosinen	35	102	428	0,9	0,2	24	1,8
Stachelbeeren, roh	150	56	234	1,2	0,3	10,5	4,5
Wassermelone	150	56	234	0,9	0,3	12,5	0,3
Weintraube, roh	150	102	423	1,1	0,5	22,8	2,3
Saft	200	136	572	0,4	+	33,2	*
Zitrone, roh, geschält	50	18	75	0,4	0,3	1,6	2,2

Getränke

Alkoholfreie Getränke

	Portionsgröße	Kilokalorien	Kilojoule	Eiweiß	Fett	verwertbare Kohlenhydrate	Ballaststoffe
Cola	330	142	601	+	*	36,0	*
Fruchtsaftgetränke	200	98	412	*	*	24,0	*
Kalorienarme Erfrischungsgetränke:							
Zitrone, ca. 5% Saftgehalt	200	14	58	+	+	3,0	*
Orange, ca. 8% Saftgehalt	200	18	76	+	+	4,0	*
Orange, ca. 30% Saftgeh.	200	24	100	0,4	+	5,6	*
Limonade	200	98	412	*	*	24,0	*

Alkoholische Getränke

	Portionsgröße	Kilokalorien	Kilojoule	Eiweiß	Fett	verwertbare Kohlenhydrate	Ballaststoffe
Alkoholfreies							
Schankbier (0,04°–0,6°)[a]	250	63	263	0,8	0	13,5	*
Altbier (5°)[a]	250	108	450	1,3	0	*	*
Apfelwein (5°)	200	90	378	+	*	5,2	*
Bockbier, hell, unt.gärig (7°)[a]	250	155	648	1,8	0	*	0
Branntwein (32°)	20	23	149	*	*	*	*
Dessertweine (16°–18°)	50	80	336	0,1	*	7,5	*
Diät-Vollbier (5°)[a]	250	83	350	1,0	0	*	0
Doppelbockbier, dunkel (8°)[a]	250	173	723	2,0	0	0	0
Exportbier, hell (5°)[a]	250	118	488	1,3	0	*	0

[a] = Quelle: Prof. Dr. A. Piendl, Volumenprozent Alkohol auf der Basis von g/100 g

Mineralstoffe je Portion						Vitamine je Portion					
Natrium	Kalium	Calcium	Phosphor	Magnesium	Eisen	A (Retinol-Ä.)	E (Tocopherol-Ä.)	B₁ (Thiamin)	B₂ (Riboflavin)	B₆ (Pyridoxin)	C (Ascorbinsäure)
mg	mg	mg	mg	mg	mg	µg	mg	mg	mg	mg	mg
3	275	15	29	12	0,9	9	*	0,05	0,05	*	21
2	365	20	38	15	1,7	45	*	*	*	*	9
7	274	28	39	14	0,8	1,8	*	0,03	0,02	0,04	0,4
2	305	43,5	45	23	0,9	18	0,9	0,03	0,03	0,03	51
2	171	12	17	5	0,6	57	*	0,08	0,08	0,11	9
3	288	18	30	14	0,8	2	1,1	0,08	0,05	0,11	6
6	296	24	24	18	0,8	*	*	0,08	0,04	0,04	2
2	85	6	8	14	0,3	+	*	0,03	0,01	0,03	27
13	3	13	20	3	*	0	*	*	*	*	*
*	*	*	*	*	*	*	*	*	*	*	*
*	*	*	*	*	*	*	*	*	*	*	*
*	*	*	*	*	*	*	*	*	*	*	*
*	*	*	*	*	*	*	*	*	*	*	*
*	*	*	*	*	*	*	*	*	*	*	*
7,5	100	13	50	18	+	0	0	+	0,05	0,10	0
*	123	10	73	28	+	0	0	+	0,13	*	0
2	240	20	14	10	1,0	*	*	*	*	*	0
8	180	10	125	30	+	0	0	+	0,10	*	0
+	*	*	*	*	*	*	*	*	*	*	*
1	50	5	5	4	0,3	*	*	*	*	*	0
10	113	10	78	25	+	0	0	+	0,08	*	0
5	198	8	128	33	+	0	0	+	0,15	*	0
5	128	8	90	25	+	0	0	+	0,10	*	0

* = es liegen keine Daten vor   + = in Spuren

Lebensmittel (verzehrbarer Anteil)	Portionsgröße	Kilokalorien	Kilojoule	Eiweiß	Fett	verwertbare Kohlenhydrate	Ballaststoffe
	g	kcal	kJ	g	g	g	g
Fruchtwein (8°–10°)	50	37	156	+	*	2,5	*
Kölschbier (5°)[a]	250	105	440	1,0	0	*	0
Lagerbier (Vollbier), hell (5°)[a]	250	108	445	1,3	0	*	0
Liköre (30°)	20	33	139	*	*	6,0	0
Malzbier (0,04°–0,6°)[a]	200	96	398	0,8	0	*	0
Obstbranntwein (40°–45°)	20	50	197	*	*	*	*
Pilsener Lagerbier (5°)[a]	250	108	433	1,3	+	7,8	0
Qualitätswein, weiß (10°–12°)	125	88	368	0,1	*	3,3	0
rot (10°–12°)	125	84	348	0,3	*	3,3	0
Sekt (11°–12°)	100	83	349	0,1	*	5,0	0
Tafelwein, weiß (9°–10°)	125	81	341	0,1	*	3,1	0
Weinbrand (38°)	20	48	201	*	*	0,4	0
Weizenvollbier, hefefrei (5°)[a]	250	115	475	1,3	0	*	0
hefehaltig (5°)[a]	250	115	475	1,3	0	*	0
Whisky (43°)	20	49	207	*	*	+	0

Süßwaren

Lebensmittel (verzehrbarer Anteil)	Portionsgröße	Kilokalorien	Kilojoule	Eiweiß	Fett	verwertbare Kohlenhydrate	Ballaststoffe
Bienenhonig im Durchschn.	20	65	273	0,1	0	16,2	+
Gummibärchen, 18 Stück	30	98	413	1,8	*	22,8	*
Kakaopulv., schw. entölt, 1TL	5	17	71	1,0	1,2	0,6	1,5
Konfitüre im Durchschnitt	20	53	224	0,1	+	13,2	0,6
Marzipan	30	148	619	2,4	7,5	17,7	0,3
Nougat	30	150	628	1,5	7,2	19,8	+
Nuß-Nougat-Creme	20	107	446	0,9	6,3	11,7	*
Schokolade, halbbitter	30	152	637	1,6	9,0	16,2	+
Vollmilchschokolade	30	159	666	2,8	9,0	16,8	+
mit Haselnüssen (20%)	30	167	701	2,9	10,9	14,3	*
Zucker	10	40	168	0	0	10,0	*

[a] = Quelle: Prof. Dr. A. Piendl, Volumenprozent Alkohol auf der Basis von g/100 g

Mineralstoffe je Portion							Vitamine je Portion						
Natrium	Kalium	Calcium	Phosphor	Magnesium	Eisen	A (Retinol-Ä.)	E (Tocopherol-Ä.)	B₁ (Thiamin)	B₂ (Riboflavin)	B₆ (Pyridoxin)	C (Ascorbinsäure)
mg	mg	mg	mg	mg	mg	µg	mg	mg	mg	mg	mg
1	50	5	3	*	0,3	*	*	*	*	*	*
15	120	10	65	23	+	0	0	+	0,08	*	0
5	115	5	80	20	+	0	0	+	0,08	*	0
*	*	*	*	*	*	*	*	*	*	*	*
14	54	8	34	14	0,2	0	0	+	0,06	*	0
*	*	*	*	*	*	*	*	*	*	*	*
8	125	10	78	25	+	0	0	+	0,08	0,15	0
3	103	13	19	13	0,8	0	*	+	0,01	0,03	*
4	113	13	13	11	1,1	0	+	+	0,03	0,03	3
3	70	10	10	8	0,5	*	*	*	*	*	*
1	113	7,5	13	10	0,6	*	*	*	*	*	*
1	+	*	*	*	*	*	*	*	*	*	*
8	123	8	78	25	+	0	0	+	0,10	*	0
5	110	8	80	20	+	0	0	+	0,10	*	0
+	+	+	+	+	*	*	*	*	*	*	*
1	9	1	4	1	0,2	*	+	0,01	0,01	*	<1
*	*	*	*	*	*	*	*	*	*	*	*
1	96	6	33	21	0,6	+	<0,1	<0,01	0,02	<0,01	0
2	3	2	3	2	+	*	*	+	+	*	<1
15	63	13	66	36	0,6	0	*	0,03	0,14	0,02	1
1	47	23	38	20	0,9	0	2,5	0,04	0,02	*	<1
9	88	26	40	12	0,8	15	*	*	0,04	0,03	*
6	135	18	66	45	0,9	+	0,6	0,02	0,02	*	0
17	140	74	71	21	0,9	16	0,6	0,03	0,11	*	+
24	132	72	75	20	0,9	+	2,1	0,05	0,10	*	<1
+	<1	<1	+	+	+	0	0	0	0	0	0

* = es liegen keine Daten vor   + = in Spuren   < = weniger als

Energie und Nährstoffe je Portion

Lebensmittel (verzehrbarer Anteil)	Portionsgröße	Kilokalorien	Kilojoule	Eiweiß	Fett	verwertbare Kohlenhydrate	Ballaststoffe
	g	kcal	kJ	g	g	g	g
Süßspeisen[a]							
1. Cremespeisen ohne Kochen							
Fruchtcreme, verzehrfertig	125	136	573	3,8	3,8	21,9	*
Schokoladencreme, verzehrf.	125	180	756	3,8	7,5	24,4	*
Vanillecreme, verzehrfertig	125	174	730	3,8	6,9	24,4	*
2. Puddinge und Soßen							
Götterspeise, verz. m. Wasser	125	75	314	1,8	0	17,0	*
Rote Grütze, verz. m. Wasser	125	106	439	0	0	26,3	*
Schokopud., verz. m. Milch	125	159	666	3,8	4,4	26,3	*
Vanille-, Mandel-, Sahnepudding, verzehrf. m. Milch	125	131	551	3,6	4,1	20,0	*
Vanillesoße, verz. m. Milch	125	121	509	3,8	4,3	17,5	*
3. Speiseeis							
Fruchteis	75	60	252	+	+	15,0	*
Milchspeiseeis	75	95	398	3,8	2,3	15,0	*
Rahm-, Sahneeis	75	165	694	1,5	12,8	11,3	*
Softeis	75	86	362	2,3	2,3	14,3	*
Fertiggerichte							
Gemüsezubereitungen[a]							
1. Tiefkühlkost							
Apfelrotkohl	150	98	411	2,1	2,6	16,5	*
Dicke Bohnen in Rahmsoße	150	115	488	10,0	0,8	17,0	*
Leipziger Allerlei mit Butter	150	84	358	5,9	+	14,3	*
Rahmporree	150	96	403	2,9	6,0	7,8	*
Rahmspinat	150	95	396	5,0	5,1	7,2	*
Ratatouille	150	195	812	2,6	15,5	11,6	*
2. Salate u. eingelegte Gemüse							
Bohnensalat	100	70	297	5,6	+	11,2	*

[a] = Werte stellen das Mittel handelsüblicher Produkte dar.

Lebensmittel (verzehrbarer Anteil)	Portionsgröße	Energie und Nährstoffe je Portion					
		Kilokalorien	Kilojoule	Eiweiß	Fett	verwertbare Kohlenhydrate	Ballaststoffe
	g	kcal	kJ	g	g	g	g
Karottensalat	100	38	158	1,0	+	8,0	*
Maiskölbchen	100	32	134	2,0	+	6,0	*
Mixed Pickles	100	24	100	1,0	+	5,0	*
Pusztasalat	100	27	113	1,0	–	6,0	*
Relish	20	19	80	0,2	+	4,2	*
Rote Bete Salat	100	42	178	1,0	+	9,0	*
Rotkohl	100	46	197	1,4	+	10,1	*
Selleriesalat	100	25	107	1,0	+	5,0	*
Silberzwiebeln	50	16	49	+	+	2,5	*
Weißkohlsalat	100	32	135	2,0	1,0	5,0	*
Fisch- und Fleischzubereitungen, Fertigmenüs[a]							
1. Vollkonserven							
Hühner-Nudel-Topf	200	98	414	5,8	4,2	5,8	*
Königsberger Klopse	200	242	1008	9,4	18,8	9,0	*
Kohlroulade	200	134	560	5,4	6,2	14,0	*
Paprikaschote gefüllt	200	178	744	6,6	10,0	15,4	*
Pichelsteiner Eintopf	200	58	244	4,2	1,0	8,0	*
2. Tiefkühlkost (küchenfertig)							
Bami-goreng	250	295	1243	18,3	11,8	29,3	
Cannelloni	250	390	1643	23,3	14,5	41,8	*
Čevapčići	150	180	753	9,0	7,5	39,0	*
Chop-Sue-Ente	150	95	402	11,1	2,1	8,0	*
Fischfilet in Rahmsoße	150	156	653	19,5	6,0	6,0	*
Fischstäbchen	150	295	1240	19,5	12,5	25,5	*
Frühlingsrolle	125	196	826	10,0	6,3	25,0	*
Hühnerfrikassee	200	164	687	14,5	8,4	7,2	*
Königsberger Klopse	200	390	1631	14,0	3,2	12,0	*
Lachsfilet in Blätterteig	150	393	1640	14,0	24,6	29,0	*
Lasagne	250	250	1045	12,5	10,0	27,5	*

* = es liegen keine Daten vor   + = in Spuren

Lebensmittel
(verzehrbarer Anteil)

Energie und Nährstoffe je Portion

Lebensmittel	Portionsgröße	Kilokalorien	Kilojoule	Eiweiß	Fett	verwertbare Kohlenhydrate	Ballaststoffe
	g	kcal	kJ	g	g	g	g
Paella	250	345	1453	16,3	12,3	42,5	*
Pizza Baguette	125	272	1144	10,6	9,4	36,9	*
Pizza mit Champignons	300	645	2700	24,0	21,0	90,0	*
Pizza Margherita	300	675	2820	24,0	27,0	84,0	*
Pizza mit Salami	300	735	3072	24,0	27,0	99,0	*
Sauerbraten mit Soße	150	167	702	23,6	5,1	6,6	*
Schlemmerfilet (Fisch)	200	352	1471	24,0	18,0	2,0	*
Kartoffelerzeugnisse[a]							
1. Tiefkühlkost, küchenfertig							
Kartoffelkroketten	150	360	1505	5,9	16,8	46,4	*
Kartoffelpuffer	200	308	1294	4,8	10,6	47,6	*
Pommes frites[b]	150	257	1080	5,3	9,0	37,5	*
Rösti	150	246	1003	2,6	12,3	31,35	*
2. Trockenprodukte (nach Anweisung verzehrfertig zubereitet)							
Kartoffelklöße/-knödel							
halb und halb	180	189	792	3,6	+	43,2	*
gekocht	180	194	819	3,6	+	45,0	*
roh	180	189	792	3,6	+	43,2	*
Kartoffelkroketten (pfannenf.)	150	144	608	3,0	+	33,0	*
Kartoffelpuffer (pfannenf.)	150	126	533	1,5	+	30,0	*
Kartoffelpüree	200	174	730	4,0	6,0	26,0	*
Suppen nach Anleitung verzehrfertig zubereitet[a]							
1. Vollkonserven (Dose)							
Champignon-/Spargelcremesuppe	200	100	418	2,0	6,0	10,0	*
Gulaschsuppe	200	113	474	4,0	6,0	10,0	*
Ochsenschwanzsuppe, klar	150	23	98	4,5	+	+	*
gebunden	200	100	418	4,0	6,0	8,0	*
Tomatencremesuppe	200	80	334	2,0	2,0	14,0	*

[a] = Werte stellen das Mittel handelsüblicher Produkte dar.   [b] = Höchstwerte

Lebensmittel (verzehrbarer Anteil)	Portionsgröße	Kilokalorien	Kilojoule	Eiweiß	Fett	verwertbare Kohlenhydrate	Ballaststoffe
	g	kcal	kJ	g	g	g	g
2. Trockenprodukte							
Broccolisuppe	200	116	485	2,4	8,0	8,8	*
Champignon-/Spargelcremes.	200	86	362	2,0	3,6	10,8	*
Gulaschsuppe	200	96	401	3,6	5,5	8,0	*
Hühner-/Rindfleischsuppe mit Einlage	200	72	300	2,0	2,0	8,0	*
Kartoffelsuppe m. Speck	200	144	602	2,4	10,0	10,8	*
Minestrone	200	86	360	4,3	2,0	15,0	*
Ochsenschwanzsuppe, geb.	200	60	250	2,0	2,0	8,0	*
Tomatencremesuppe	200	85	353	2,5	4,5	8,5	*
Fruchtsuppe	200	110	463	+	+	28,0	*
Eintopfsuppen nach Anleitung verzehrfertig zubereitet [a]							
1. Vollkonserven (Dose)							
Erbseneintopf mit Speck	200	192	804	10,0	8,0	20,0	*
Hühnertopf mit Reis	200	188	786	3,8	12,0	16,2	*
Linseneintopf mit Speck	200	176	736	10,0	8,0	16,0	*
Bohneneintopf m. Speck	200	198	830	9,4	10,4	16,8	*
2. Trockenprodukte							
Bohneneintopf mit Speck	200	180	752	8,0	6,0	24,0	*
Erbseneintopf mit Speck	200	190	800	10,0	6,0	24,0	*
Hühner-Nudeltopf	200	148	626	7,8	2,8	23,0	*
Linseneintopf mit Speck	200	210	880	10,0	8,0	24,0	*
Soßen[a]							
1. Trockenprodukte (nach Anleitung verzehrfertig zubereitet)							
Bratensaft	60	27	114	0,6	1,8	1,8	*
Bratensoße	60	27	114	1,2	1,2	3,0	*
Jägersoße	60	68	284	1,8	3,0	8,4	*
Rahmsoße	60	94	392	1,8	4,8	10,8	*
Tomatensoße	60	92	386	3,0	3,6	12,0	*

* = es liegen keine Daten vor   + = in Spuren

Lebensmittel (verzehrbarer Anteil)	Portionsgröße	Kilokalorien	Kilojoule	Eiweiß	Fett	verwertbare Kohlenhydrate	Ballaststoffe
	g	kcal	kJ	g	g	g	g
Weiße/Helle Soße	60	111	464	3,6	5,4	12,0	✳
2. Salatsoßen/Dressings und Würzen kalt							
Barbecuesoße	20	25	104	0,2	✳	6,0	✳
Meerrettich	20	17	71	0,4	1,0	1,6	✳
Remoulade, 80%	20	144	603	+	16,0	+	✳
Salatsoße mit Joghurt	25	41	171	0,3	3,8	1,5	✳
mit Sauerrahm	25	62	260	0,3	6,0	1,8	✳
Schaschliksoße	20	20	84	0,2	✳	5,0	✳
Senf	8	8	34	0,5	0,5	0,4	✳
Tomatenketchup	8	9	39	<0,1	+	2,2	✳
3. Diverses							
Bolognese fix, 1 Paket (für 400 g Fleisch)	50	170	715	6,0	5,0	25,0	✳
Bratenfix, 1 Paket (für 1 kg Fleisch)	50	193	805	5,0	8,0	25,0	✳
Panierfix, 1 Paket (für 4–5 Schnitzel)	50	185	780	7,5	3,5	31,0	✳
Soßenbinder, dunkel	10	36	149	<0,1	0	8,8	✳
hell	10	35	147	0,2	0,3	8,0	✳

[a] = Werte stellen das Mittel handelsüblicher Produkte dar.. ✳ = es liegen keine Daten vor   + = in Spuren

Besonders reiche Vitamin-Quellen

Das Wichtigste über die Vitamine

Ohne Vitamine gibt es kein Leben. »Vita« bedeutet Leben – und tatsächlich kann niemand ohne Vitamine existieren. Sie sind für nahezu alle lebenswichtigen Körperfunktionen und das Wachstum unentbehrlich. Sie wirken bereits in äußerst geringen Mengen.

Die Vitamine sind organische Verbindungen. Man teilt sie in fettlösliche und wasserlösliche ein. Die *Vitamine A, D, E und K sind fettlöslich*, die anderen Vitamine – *Vitamin B_1, B_2, B_6, B_{12}, Niacin, Folsäure, Pantothensäure, Biotin und Vitamin C – sind wasserlöslich*. Die wasserlöslichen Vitamine, mit Ausnahme von Vitamin C, werden häufig auch unter dem Begriff »Vitamin-B-Komplex« oder »Vitamine der B-Gruppe« zusammengefaßt. Im Körper werden die einzelnen Vitamine als unersetzbare Partner bei verschiedenen Stoffwechselreaktionen benötigt.

Die Vitamine können im Körper nicht oder oft nur unzureichend gebildet werden. Auch vermag der Körper nur für die fettlöslichen Vitamine und für Vitamin B_{12} relativ große Speicher anzulegen. Die Speicher für die übrigen wasserlöslichen Vitamine sind dagegen so klein, daß sie den Bedarf nur für kurze Zeit (Tage bis wenige Wochen) decken können. Aus diesem Grund müssen die Vitamine dem Körper regelmäßig zugeführt werden.

Eine ausreichende Vitaminzufuhr wird am sinnvollsten durch eine ausgewogene und abwechslungsreiche gemischte Kost erreicht. Denn damit können zum einen die empfohlenen Vitaminzufuhren sichergestellt, zum anderen Überdosierungen verhindert werden. So können zum Beispiel die fettlöslichen Vitamine A und E bei übermäßig hoher Aufnahme giftig wirken. Auch von einer zu hohen Vitamin-C-Aufnahme ist abzuraten; zwar wird Vitamin C, wie alle wasserlöslichen Vitamine, bei erhöhter Zufuhr vermehrt mit dem Urin wieder ausgeschieden, der Körper gewöhnt sich jedoch an das hohe Vitamin-C-Angebot.

Wird dieses Vitamin dann wieder in geringerer Menge zugeführt, kommt es zu einer Unterversorgung, und zwar selbst dann, wenn diese Menge normalerweise bedarfsdeckend wäre. Bei besonders schwerer körperlicher Belastung, bei Krankheit sowie während Schwangerschaft und Stillzeit ist der Vitaminbedarf erhöht.

Vitamin A (Retinol)

Dieses fettlösliche Vitamin ist in tierischen Produkten hauptsächlich als Retinol enthalten. In Pflanzen dagegen ist Vitamin A in seinen Vorstufen vorhanden. Diese Vorstufen werden auch als Provitamine A bezeichnet, das bedeutendste ist das β-(Beta-) Carotin. Die Vitamin-A-Vorstufen können im Körper in Vitamin A umgewandelt werden und tragen zur Bedarfsdeckung bei. Dabei werden 6 Teile β-Carotin bzw. 12 Teile anderer Carotinoide benötigt, um im Körper 1 Teil Vitamin A zu bilden. Man sagt auch: 6 Teile β-Carotin bzw. 12 Teile anderer Carotinoide entsprechen 1 Teil Retinol-Äquivalent.

Vitamin A und die Vitamin-A-Vorstufen werden vom Körper nur in Verbindung mit Fett aufgenommen. Aus diesem Grund sollten Sie fettarme Vitamin-A- sowie Carotinhaltige Lebensmittel zusammen mit Fetten, Ölen oder fetthaltigen Lebensmitteln verzehren. Reichern Sie zum Beispiel das Möhrengemüse mit etwas Butter oder Öl an.

Die Funktion des Vitamin A: Es ist als Bestandteil des Farbstoffes der Netzhaut für den Sehvorgang unentbehrlich.

Zudem dient Vitamin A dem Aufbau und der Erhaltung der äußersten Gewebeschicht von Haut und Schleimhaut. Außerdem ist Vitamin A die Voraussetzung für ein normales Wachstum.

Der Bedarf an Vitamin A ist bei besonders schwerer körperlicher Belastung sowie während Schwangerschaft und Stillzeit erhöht.

VITAMIN A

Bei leichtem Vitamin-A-Mangel ist die Anpassung der Sehkraft beim Übergang vom Hellen zum Dunkeln erschwert (Beeinträchtigung der Dämmerungssehschärfe und Nachtblindheit). Schwerer Vitamin-A-Mangel führt zu Veränderungen der Augenstrukturen verbunden mit völliger Erblindung. Hautveränderungen, gestörte Zahnbildung und Wachstumsverzögerungen wurden ebenfalls beobachtet.

Sehr hohe Einzeldosen an Vitamin A (Retinol) – nicht an Vitamin-A-Vorstufen – (ein 130faches der Empfehlung) führen zu akuten Vergiftungserscheinungen, lang anhaltende erhöhte Aufnahme (ein 15faches der Empfehlung) zu chronischen. 3 mg pro Tag gelten für Erwachsene als unbedenkliche obere Zufuhrmenge.

Während der Schwangerschaft besteht bei Viamin-A-Überdosierung das Risiko bleibender Schäden beim Ungeborenen und es kann zu Abgängen kommen.

Besonders reiche Vitamin-A-Quellen

Lebensmittel, durch die mit einer Portion mindestens 20% der DGE-Empfehlungen erreicht werden (orientiert an der Empfehlung für männliche Erwachsene: 1,0 mg pro Tag).

Lebensmittel (verzehrbarer Anteil)	kcal pro Portion	% der empfohlenen Tageszufuhr
Käse 1 Portion = 45 g		
Camembert, 60% Fett i.Tr.	170	25%
Fett 1 Portion = 5 g		
Lebertran	450	128% ●

Lebensmittel (verzehrbarer Anteil)	kcal pro Portion	% der empfohlenen Tageszufuhr
Fische 1 Portion = 100 g		
Aal, Flußaal	281	98% ●
Fischdauerwaren 1 Portion = 45 g		
Aal, geräuchert	148	42%

● 76 bis 100% und darüber

VITAMIN-QUELLEN

Lebensmittel (verzehrbarer Anteil)	kcal pro Portion	% der empfohlenen Tageszufuhr
Geflügel 1 Portion = 100 g		
Suppenhuhn	257	39%
Innereien 1 Portion = 100 g		
Huhn, Leber	136	1280% ●
Kalb, Leber	130	2190% ●
Niere	126	21%
Rind, Leber	121	1530% ●
Schwein, Leber	124	3910% ●
Fleisch-/Wurstwaren 1 Portion = 45 g		
Leberpastete	141	43%
Leberw., grob	147	66% ◐
Leberw., mager	116	77% ●
Gemüse für Frischkost 1 Portion = 50 g		
Brennessel	22	40%
Brunnenkresse	9	41%
Chicorée	8	29%
Feldsalat	7	33%
Löwenzahnbl.	14	65% ◐
1 Portion = 100 g		
Möhren (Karotten)	27	170%

Lebensmittel (verzehrbarer Anteil)	kcal pro Portion	% der empfohlenen Tageszufuhr
Gemüse/Pilze zum Garen 1 Portion = 200 g		
Batate (Süßkartoffel)	216	260% ●
Bleichsellerie	30	24%
Fenchel, roh	48	157% ●
Grünkohl	74	289% ●
Kürbis	52	167% ●
Mangold	28	118% ●
Möhren	54	340% ●
Möhrensaft	44	44%
Paprikafrüchte	40	36%
Pfifferlinge	30	22%
Spinat	30	110% ●
Wirsing	50	157% ●
Obst 1 Portion = 150 g		
Aprikosen	65	20%
Honigmelone	81	117% ●
Kaki	108	40%
Mango	89	31%
Trockenobst 1 Portion = 20 g		
Aprikosen, getrocknet	48	116% ●

◐ 50 bis 75%   ● 76 bis 100% und darüber

Carotin

Die zusätzliche Wirkung der Carotine und Carotinoide: Sie wirken beim Menschen nicht nur als Provitamin-A, sie werden auch unverändert resorbiert. Wissenschaftler vermuten, daß sie das Risiko vermindern, an Lungen-, Speiseröhren- und Magenkrebs zu erkranken. Die Ausnutzung von Carotin hängt von der Art der Zubereitung ab. So sollten Möhren beispielsweise zerkleinert und gegart werden, denn nur so schließen sich die Pflanzenzellen auf.

Reiche Carotin-Quellen

Lebensmittel, durch die mit einer Portion mindestens 10% der von der DGE als wirksam angesehenen mittleren Tagesdosis an Beta-Carotin erreicht werden. Orientiert an 2 mg/Tag. Man geht heute davon aus, daß neben dem β-Carotin auch die anderen Carotinoide von Bedeutung sind. Deshalb wurden die Gehalte an Gesamt-Carotin mitaufgenommen. Angegeben sind absolute Carotingehalte und keine Prozentwerte der empfohlenen Zufuhr.

Lebensmittel (verzehrbarer Anteil)	Gesamt-Carotin mg	Beta-Carotin mg
Gemüse für Frischkost 1 Portion = 10 g		
Petersilie	2,55	0,59
Gemüse für Frischkost 1 Portion = 50 g		
Brunnenkresse	2,08	2,08 ●
Chicorée	1,72	1,72 ●
Endivie	1,80	0,55
Feldsalat	6,82	1,99 ●
Gartenkresse	1,10	1,10 ◐
Kopfsalat	4,24	4,24 ●
Löwenzahn	3,95	3,95 ●
Mangold	1,77	1,77 ●
Spinat	8,66	1,62 ●
Gemüse für Frischkost 1 Portion = 100 g		
Bleichsellerie	0,71	0,71
Paprika, rot	30,37	3,50 ●
Tomate	12,69	0,61

VITAMIN-QUELLEN

Lebensmittel (verzehrbarer Anteil)	Gesamt-Carotin mg	Beta-Carotin mg
Gemüse zum Garen 1 Portion = 200 g		
Bleichsellerie	1,42	1,42 ◐
Bohnen, grün	0,56	0,56
Broccoli	3,20	0,60
Chicorée	6,86	6,86 ●
Fenchel	9,40	9,40 ●
grüne Erbsen u. Schoten	3,99	0,72
Grünkohl	37,26	17,36 ●
Gurke	0,79	0,79
Kürbis	16,80	6,20 ●
Mangold	7,06	7,06 ●
Möhre	24,28	16,96 ●
Paprika, rot	60,74	7,00 ●
Portulak	2,12	2,12 ●
Rosenkohl	12,30	1,08 ◐
Spinat	34,62	6,50 ●
Tomate	25,38	1,22 ◐
Wirsing	53,20	9,40 ●
Zucchini	3,10	0,44
Hülsenfrüchte 1 Portion = 75 g		
Sojabohne	0,29	2,29
weiße Bohne	0,30	0,30
Obst 1 Portion = 35 g		
Aprikose, getr.	1,31	1,31 ◐

Lebensmittel (verzehrbarer Anteil)	Gesamt-Carotin mg	Beta-Carotin mg
1 Portion = 100 g		
Hagebutte	4,80	4,80 ●
Sanddornbeere	1,50	1,50
Vogelbeere	2,50	2,50 ◐
Obst 1 Portion = 150 g		
Aprikose	1,70	1,20 ●
Brombeeren	1,35	0,18
Grapefruit	5,25	0,89
Guave	1,10	1,04 ●
Honigmelone	7,10	7,00 ●
Kaki, chin. Quitte	2,40	2,40 ●
Kapstachelbeere	1,35	1,35 ●
Kirsche, sauer	0,36	0,36
Kumquat	0,53	*
Loquat	1,20	1,20 ●
Mandarine	0,72	0,41
Mango	1,85	1,85 ●
Mirabelle	0,68	0,38
Papaya	5,16	0,57
Passionsfrucht	1,07	0,89
Pfirsich	1,16	0,14
Pflaume	0,65	0,12
Stachelbeere	0,60	0,11
Tamarillo	2,01	1,08 ◐
Wassermelone	0,37	0,35

◐ 50 bis 75%   ● 76 bis 100% und darüber

* = es liegen keine Daten vor

Vitamin D (Calciferole)

Zur Gruppe der fettlöslichen D-Vitamine zählen mehrere Wirkstoffe, die als Calciferole bezeichnet werden. Die bekanntesten sind die Vitamine D_2 (pflanzlicher Herkunft) und D_3 (tierischer Herkunft). Beide entstehen unter Einwirkung von ultravioletten Strahlen (z. B. Sonnenlicht) aus den entsprechenden Vitamin-D-Vorstufen. Ihre Vitaminwirksamkeit ist gleich. Bei ausreichender Bestrahlung mit ultraviolettem Licht (z. B. durch längere Aufenthalte im Freien) können die D-Vitamine auch in der menschlichen Haut gebildet werden. Der menschliche Körper ist zudem in der Lage, die Vitamin-D_3-Vorstufe aus Cholesterin selbst zu bilden. Aus diesem Grund wird Vitamin D immer häufiger den Hormonen und weniger den Vitaminen zugerechnet. Vitamin D reguliert den Calcium- und Phosphorstoffwechsel und ist somit notwendig zur Bildung von Knochen und Knorpeln. Der Bedarf an Vitamin D beträgt für das Kleinkind weniger als 10 µg pro Tag, wenn eine ausreichende Sonnenbestrahlung der Haut gewährleistet ist. Ob der Erwachsene von einer Vitamin-D-Zufuhr abhängig ist, ist noch nicht geklärt. Vorbeugend werden 5 µg Vitamin D pro Tag empfohlen. In der Wachstumsphase verursacht der Mangel eine Knochenerweichung mit Verformungen der Beine, des Brustkorbs und der Kopfknochen (Rachitis). Zudem wird die Zahnbildung verlangsamt. Beim Erwachsenen führt ein Mangel an Vitamin D in Verbindung mit Calciummangel zu einer Erweichung der normal entwickelten und ausgewachsenen Knochen.

Vitamin-D-Aufnahmen von mehr als dem 20fachen der Empfehlung sind giftig.

VITAMIN-QUELLEN

Besonders reiche Vitamin-D-Quellen

Lebensmittel, durch die mit einer Portion mindestens 20% der DGE-Empfehlungen erreicht werden (orientiert an der Empfehlung für Erwachsene: 5µg pro Tag).

Lebensmittel (verzehrbarer Anteil)	kcal pro Portion	% der empfohlenen Tageszufuhr
Seefische 1 Portion = 100 g		
Heilbutt	96	100% ●
Hering	233	534% ●
Kabeljau	76	26%
Makrele	180	80% ●
Ostseehering	155	156% ●
Rotbarsch	105	46%
Sardine	118	215% ●
Thunfisch	226	91% ●
Süßwasserfische 1 Portion = 100 g		
Aal, Flußaal	281	400% ●
Lachs (Salm)	202	326% ●

Lebensmittel (verzehrbarer Anteil)	kcal pro Portion	% der empfohlenen Tageszufuhr
Fischdauerwaren 1 Portion = 45 g		
Bismarckhering	95	117% ●
Bückling	101	270% ●
Lachs, in Dosen	74	104% ●
Innereien 1 Portion = 100 g		
Hammel, Leber	133	40%
Huhn, Leber	136	26%
Rind, Leber	121	34%
Pilze 1 Portion = 200 g		
Champignons	42	78% ●
Pfifferlinge	30	42%
Steinpilze	54	62% ◐

● 76 bis 100% und darüber

Vitamin E (Tocopherole)

Diese Gruppe fettlöslicher Vitamine ist in fast allen Lebensmitteln enthalten; besonders hoch ist der Gehalt an Vitamin E in pflanzlichen Ölen.

Nur etwa 40% der mit der Nahrung aufgenommenen Vitamin-E-Menge wird durch den Darm aufgenommen und somit dem Körper zur Verfügung gestellt.

Die zur Gruppe der E-Vitamine (Tocopherole) zählenden Verbindungen haben eine unterschiedliche Vitaminwirksamkeit; es ist daher wichtig, dies auch bei den Bedarfs- und Gehaltsangaben zu berücksichtigen. Diese werden deshalb sinnvollerweise in α-Tocopherol-Äquivalenten angegeben, das heißt, die Vitaminwirksamkeit der übrigen Tocopherole wird an der des α-Tocopherols gemessen.

Natürliche Tocopherole werden von Pflanzen gebildet. Sie wirken in den Pflanzen wie auch in tierischen Organismen als Schutzsystem vor der Anlagerung reaktiven Sauerstoffs und wirken so der Lipidperoxidation sowie der Bildung oxidierten LDL-Cholesterins entgegen. Dabei wird Vitamin E duch Vitamin C, Beta-Carotin und selenhalige Enzymsysteme unterstützt. Vitamin E soll beim Schutz vor Herzinfarkt und bei der Krebsabwehr eine Rolle spielen.

Unter normalen Ernährungsbedingungen tritt ein Mangel sehr selten auf. Nur bei Störungen der Fettverdauung und Fettaufnahme durch den Darm (Funktionsstörungen von Bauchspeicheldrüse und Gallenblase) werden beim Erwachsenen Mangelerscheinungen beobachtet.

Das Vitamin wird vom Körper in großen Mengen gespeichert. Als obere Zufuhrgrenze ohne unerwünschte Wirkungen gelten 200 mg α-Tocopherol-Äquivalente. Sehr hohe Mengen (>800 mg pro Tag) können die Blutungszeit verlängern. Zwei Wochen vor und nach operativen Eingriffen sollten hohe Mengen nicht verabreicht werden.

VITAMIN-QUELLEN

Besonders reiche Vitamin-E-Quellen
(α-Tocopherol-Äquivalente)

Lebensmittel, durch die mit einer Portion mindestens 20% der DGE-Empfehlungen erreicht werden (orientiert an der Empfehlung für Erwachsene: 12 mg pro Tag).

Lebensmittel (verzehrbarer Anteil)	kcal pro Portion	% der empfohlenen Tageszufuhr
Öle 1 Portion = 10 g		
Erdnußöl	90	17%
Maiskeimöl	90	21%
Palmöl	90	16%
Rapsöl (Rüböl)	90	20%
Safloröl (Distelöl)	90	32%
Sesamöl	90	19%
Sojaöl	90	19%
Sonnenblumenöl	90	35%
Traubenkernöl	90	25%
Weizenkeimöl	90	123% ●
Samen/Nüsse 1 Portion = 15 g		
Haselnüsse	97	27%
Mandeln	87	25%
Sonnenblumenkerne	89	22%

Lebensmittel (verzehrbarer Anteil)	kcal pro Portion	% der empfohlenen Tageszufuhr
Gemüse für Frischkost 1 Portion = 100 g		
Paprikafrüchte	20	17%
Gemüse zum Garen 1 Portion = 200 g		
Grünkohl	74	23%
Paprikafrüchte	40	33%
Rotkohl	42	23%
Schwarzwurzel	32	80% ●
Spargel	36	28%
Spinat	30	19%
Weißkohl	48	23%
Wirsing	50	33%
Obst 1 Portion = 150 g		
Heidelbeeren	56	27%
Johannisbeeren, schwarz	59	19%

● 76 bis 100% und darüber

Vitamin K (Phyllochinone)

Von dieser Gruppe fettlöslicher Vitamine sind die wichtigsten Vitamin K_1, das in Pflanzen (hauptsächlich in den grünen Blättern) vorkommt und Vitamin K_2, das von Bakterien (auch denen des Darms) gebildet wird. Vitamin K wird für die Blutgerinnung benötigt.

Das durch die Darmbakterien gebildete Vitamin K_2 kann nur zu einem geringen Teil über den Darm aufgenommen werden und ist somit für die Bedarfsdeckung allein nicht ausreichend. Der Körper ist aus diesem Grund auf eine Vitamin-K-Zufuhr mit der Nahrung angewiesen.

Ein Mangel an Vitamin K führt zu einer stark verlängerten Blutgerinnungszeit. Bei Erwachsenen wird Vitamin-K-Mangel meist indirekt, zum Beispiel durch Gallenerkrankungen, Leberfunktionsstörungen beziehungsweise Blutverlusten nach operativen Eingriffen, verursacht.

Der Einfluß Vitamin-K-reicher Lebensmittel auf die Behandlung mit Antikoagulanzien (Medikamente, die der Blutgerinnung entgegenwirken) wird heute gegensätzlich diskutiert.

Verordnet der Arzt eine Vitamin-K-arme Kost, sollten Lebensmittel mit sehr hohem Gehalt an Vitamin K gemieden bzw. reduziert werden.

VITAMIN-QUELLEN

Besonders reiche Vitamin-K-Quellen

Lebensmittel, durch die mit einer Portion mindestens 30% der DGE-Empfehlungen erreicht werden (orientiert an der Empfehlung für männliche Erwachsene: 70 µg pro Tag).

Lebensmittel (verzehrbarer Anteil)	kcal pro Portion	% der empfohlenen Tageszufuhr
Innereien 1 Portion = 100 g		
Huhn, Herz	124	1029% ●
Huhn, Leber	136	114% ●
Kalb, Leber	130	126% ●
Rind, Leber	121	106% ●
Schwein, Leber	124	80% ●
Getreide 1 Portion = 60 g		
Hafer	202	43%
Haferflocken	211	54% ◐
Hülsenfrüchte 1 Portion = 75 g		
Erbsen	202	87% ●
Kichererbsen	230	176% ●
Linsen	203	132% ●
Sojabohnen	254	42%
Gemüse/Kräuter für Frischkost 1 Portion = 10 g		
Petersilie	5	89% ●
Schnittlauch	3	54% ◐
1 Portion = 50 g		
Brunnenkresse	9	179% ●
Chinakohl	6	57% ◐

Lebensmittel (verzehrbarer Anteil)	kcal pro Portion	% der empfohlenen Tageszufuhr
Kopfsalat	8	93% ●
Portulak	6	272% ●
Gemüse/Pilze zum Garen 1 Portion = 200 g		
Bleichsellerie	30	83% ●
Blumenkohl	44	477% ●
Bohnen, grün	64	122% ●
Broccoli	52	440% ●
Champignons	42	40%
Chinakohl	24	229% ●
Erbsen, grün	140	95% ●
Grünkohl	74	2334% ●
Gurken	24	46%
Knollensellerie	36	118% ●
Möhren	54	48%
Portulak	22	1089% ●
Rosenkohl	72	786% ●
Rotkohl	42	70% ◐
Sauerkraut	34	176% ●
Spargel	36	113% ●
Spinat	30	957% ●
Weißkohl	48	227% ●
Obst 1 Portion = 10 g		
Kiwi	75	61% ◐

◐ 50 bis 75%   ● 76 bis 100% und darüber

Vitamin B₁ (Thiamin)

Dieses wasserlösliche Vitamin spielt eine große Rolle im Kohlenhydratstoffwechsel sowie der Energiegewinnung. Leichter Vitamin-B$_1$-Mangel äußert sich in Appetitlosigkeit, Verdauungsstörungen und Müdigkeit. Schwerer Mangel verursacht Schädigungen am Zentralnervensystem.

Besonders reiche Vitamin-B$_1$-Quellen

Lebensmittel, durch die mit einer Portion mindestens 15% der DGE-Empfehlungen erreicht werden (orientiert an der Empfehlung für männliche Erwachsene: 1,3 mg pro Tag).

Lebensmittel (verzehrbarer Anteil)	kcal pro Portion	% der empfohlenen Tageszufuhr
Fische 1 Portion = 100 g		
Aal	281	21%
Flunder	72	17%
Lachs	202	21%
Scholle	86	16%
Zander	83	18%
Geflügel 1 Portion = 100 g		
Ente	227	23%
Fleisch 1 Portion = 100 g		
Schwein, Bug	271	68% ◐
Muskelfleisch ohne Fett	105	69% ◐
Filet	104	85% ●
Kamm	191	71% ◐
Kotelett	150	62% ◐
Schnitzel (Oberschale)	106	62% ◐
Innereien 1 Portion = 100 g		
Hammel, Leber	133	28%
Huhn, Herz	124	33%
Kalb, Herz	114	46%
Niere	128	28%
Rind, Herz	124	41%
Niere	116	23%
Schwein, Herz	89	35%
Niere	96	26%
Zunge	198	38%

◐ 50 bis 75%   ● 76 bis 100% und darüber

VITAMIN-QUELLEN

Lebensmittel (verzehrbarer Anteil)	kcal pro Portion	% der empfohlenen Tageszufuhr
Fleischwaren 1 Portion = 100 g		
Hackfleisch halb/halb	260	31%
1 Portion = 45 g		
Schinken,		
o. Fettrand,	65	40%
gesalzen und gekocht	87	21%
gesalzen und geräuchert	172	19%
Getreide/Getreideprodukte 1 Portion = 15 g		
Weizenkeime	48	23%
1 Portion = 60 g		
Buchweizen, Vollmehl	212	27%
Gerste	189	20%
Hafer	202	31%
Flocken, Inst.	211	30%
Flocken, Vollk.	211	27%
Reis, Naturreis	208	19%
parboiled	206	20%
Weizen	185	21%
Weizenmehl, Type 1700	181	22%

◐ 50 bis 75%

Lebensmittel (verzehrbarer Anteil)	kcal pro Portion	% der empfohlenen Tageszufuhr
Brot 1 Portion = 175 g		
Grahambrot	352	28%
Roggenmischbr.	371	24%
Roggenschrot- u. Vollkornbrot	341	24%
Weizenschrot- u. Vollkornbrot	357	31%
Vollkornbrot m. Sonnenblumenk.	404	28%
Hülsenfrüchte, getrocknet 1 Portion = 75 g		
Bohnen, weiß	179	29%
Erbsen	202	44%
Kichererbsen	230	29%
Linsen	203	28%
Sojabohnen	254	58% ◐
Gemüse/Pilze zum Garen 1 Portion = 200 g		
Austernpilze	22	29%
Artischocke	44	22%
Bambussprossen	34	20%
Erbsen, grün	140	49%
Fenchel	48	35%
Morcheln	30	20%
Rosenkohl	72	20%
Tobinambur	60	31%
Zucchini	38	31%
Zuckermais	172	23%

Vitamin B₂ (Riboflavin)

Das wasserlösliche Vitamin B$_2$ kommt vor allem in Milchprodukten und Innereien vor. Dieses Vitamin hat für den gesamten Stoffwechsel und besonders für die Energiegewinnung große Bedeutung.

Ein Mangel an Vitamin B$_2$ führt zu Wachstumsverzögerungen sowie Schädigungen an Augen, Haut und Schleimhäuten. Leichte Mangelerscheinungen im Gesichtsbereich (Risse in den Mundwinkeln, Veränderungen an Lippen, Nase und Zungenschleimhaut) sind auch unter unseren Lebensbedingungen nicht selten.

Besonders reiche Vitamin-B$_2$-Quellen

Lebensmittel, durch die mit einer Portion mindestens 15 % der DGE-Empfehlungen erreicht werden (orientiert an der Empfehlung für männliche Erwachsene: 1,5 mg pro Tag).

Lebensmittel (verzehrbarer Anteil)	kcal pro Portion	% der empfohlenen Tageszufuhr
Milch/Milchprodukte 1 Glas = 200 ml		
Buttermilch	70	21 %
Kuhmilch, 0,1 %	70	25 %
Kuhmilch, 1,5 %	94	24 %
Kuhmilch, 3,5 %	128	24 %
Kuhmilch, Roh-	134	24 %
Molke, süß	48	20 %
Schafmilch	194	31 %
1 Portion = 200 g		
Dickmilch, 0,1 %	64	25 %
Dickmilch, 1,5 %	88	24 %
Dickmilch, 3,5 %	122	24 %
Joghurt, 0,1 %	64	25 %
Joghurt, 1,5 %	88	24 %
Joghurt, 3,5 %	122	24 %
Kefir, 3,5 % Fett	122	24 %

VITAMIN-QUELLEN

Lebensmittel (verzehrbarer Anteil)	kcal pro Portion	% der empfohlenen Tageszufuhr
Käse 1 Portion = 45 g		
Camemb., 30%	97	20%
Camemb., 45%	128	18%
Parmesan, 38%	169	19%
Eier		
1 Hühnerei, 58 g (Gew.-Kl. M)	90	16%
Fische 1 Portion = 100 g		
Aal (Flußaal)	281	21%
Makrele	180	23%
Seelachs	81	23%
Zander	83	17%
Fleisch 1 Portion = 100 g		
Hammel, Filet	112	17%
Kalb, Filet	95	20%
Keule	97	18%
Schnitzel	99	20%
Schwein, Filet	104	21%
Innereien 1 Portion = 100 g		
Hammel, Herz	158	57% ◐
Leber	133	222% ●
Huhn, Herz	124	83% ●
Leber	136	166% ●
Kalb, Herz	114	73% ◐
Leber	130	174% ●
Niere	128	167% ●
Rind, Herz	124	59% ◐

Lebensmittel (verzehrbarer Anteil)	kcal pro Portion	% der empfohlenen Tageszufuhr
Leber	121	193% ●
Niere	116	151% ●
Schwein, Herz	89	71% ◐
Leber	124	211% ●
Niere	96	120% ●
Zunge	198	33%
Fleischwaren 1 Portion = 45 g		
Leberpastete	141	18%
Leberw. grob	147	28%
Leberw. mager	116	33%
Brot 1 Portion = 175 g		
Roggenschrot- u. Vollkornbrot	341	18%
Weizenschrot- u. Vollkornbrot	357	18%
Gemüse zum Garen 1 Portion = 200 g		
Broccoli	52	27%
Erbsen, grün	140	20%
Grünkohl	74	27%
Mangold	28	21%
Spinat	30	27%
Pilze 1 Portion = 200 g		
Austernpilze	22	39%
Birkenpilze	36	59% ◐
Champignons	42	60% ◐
Steinpilze	54	49%

◐ 50 bis 75%   ● 76 bis 100% und darüber

Niacin (Nicotinsäureamid, Nicotinsäure)

Dieses wasserlösliche Vitamin ist in pflanzlichen wie tierischen Lebensmitteln weit verbreitet. Niacin kann im Körper auch aus einem Eiweißbaustein, der Aminosäure Tryptophan, gebildet werden.
Vom Körper wird Niacin zur Energiegewinnung benötigt. Niacinmangel verursacht schwere Hautveränderungen, Störungen im Verdauungstrakt und im Nervensystem: Schlaflosigkeit, Müdigkeit, Schwindel, Kopfschmerzen und in schweren Fällen Depressionen und Verwirrungszustände.

Besonders reiche Niacin-Quellen

Lebensmittel, durch die mit einer Portion mindestens 30% der DGE-Empfehlungen erreicht werden (orientiert an der Empfehlung für männliche Erwachsene: 17 mg pro Tag).

Lebensmittel (verzehrbarer Anteil)	kcal pro Portion	% der empfohlenen Tageszufuhr
Fische 1 Portion = 100 g		
Lachs	202	42%
Makrele	180	45%
Sardine	118	57% ◐
Thunfisch	226	50% ◐
Fleisch/Geflügel 1 Portion = 100 g		
Huhn,		
Brathuhn	166	40%
Brust, m. Haut	145	62% ◐
Puter (Truth.)		
ausgew. Tiere	212	62% ◐
Brust, o. Haut	105	66% ◐
Jungtiere	151	46%
Suppenhuhn	257	52% ◐
Kalb, Filet	95	38%
Keule	97	39%
Kotelett	112	38%
Schnitzel	99	44%
Schwein, Filet	104	38%
Kaninchen	152	51% ◐
Hase	113	48%
Innereien 1 Portion = 100 g		
Hammel, Leber	133	90% ●
Huhn, Leber	136	68% ◐

◐ 50 bis 75%   ● 76 bis 100% und darüber

VITAMIN-QUELLEN

Lebensmittel (verzehrbarer Anteil)	kcal pro Portion	% der empfohlenen Tageszufuhr
Kalb, Leber	130	88% ●
Rind, Leber	121	80% ●
Schwein, Leber	124	92% ●
Niere	96	49%

Lebensmittel (verzehrbarer Anteil)	kcal pro Portion	% der empfohlenen Tageszufuhr
Pilze 1 Portion = 200 g		
Austernpilze	22	118% ●
Birkenpilze	36	58% ◐
Pfifferlinge	30	76% ●

◐ 50 bis 75%   ● 76 bis 100% und darüber

Vitamin B$_6$ (Pyridoxin, Pyridoxal, Pyridoxamin)

Vitamin B$_6$ ist in vielen Lebensmitteln pflanzlicher und tierischer Herkunft enthalten. Beim Eiweißstoffwechsel ist dieses wasserlösliche Vitamin unersetzbar. Daher ist Vitamin B$_6$ auch an anderen lebenswichtigen Körperfunktionen beteiligt, zum Beispiel an der Bildung von Niacin aus Tryptophan und der Bildung einiger Gewebshormone. Der Bedarf des Erwachsenen an Vitamin B$_6$ wächst mit steigender Eiweißzufuhr. Bei Einnahme einiger Medikamente (z.B. östrogenhaltige und schmerzstillende Mittel) steigt er ebenfalls.

Schwerer Mangel an Vitamin B$_6$ führt zu Hautveränderungen und nervösen Störungen. Bei Säuglingen wurden epilepsieartige Krämpfe beobachtet. Langfristiger Vitamin-B$_6$-Mißbrauch (über 500 mg Pyridoxin-HCl/Tag) kann Nervenleiden verursachen.

Besonders reiche Vitamin-B$_6$-Quellen

Lebensmittel, durch die mit einer Portion mindestens 20% der DGE-Empfehlungen erreicht werden (orientiert an der Empfehlung für männliche Erwachsene: 1,5 mg pro Tag).

VITAMIN B6

Lebensmittel (verzehrbarer Anteil)	kcal pro Portion	% der empfohlenen Tageszufuhr
Fische 1 Portion = 100 g		
Heilbutt	96	28%
Atlantikhering	233	30%
Lachs	202	65% ◐
Makrele	180	42%
Sardine	118	65% ◐
Thunfisch	226	31%
Fleisch/Geflügel 1 Portion = 100 g		
Gans	342	39%
Huhn, Brathuhn	166	33%
Puter (Truth.) Brust, o. Haut	105	31%
Hammel, Kotelett	348	22%
Kalb, Keule	97	27%
Kotelett	112	27%
Rind, Filet	121	33%
Schwein, Kotelett	150	33%
Schnitzel	106	26%
Innereien 1 Portion = 100 g		
Huhn, Leber	136	53% ◐
Kalb, Leber	130	60% ◐
Niere	128	33%
Rind, Leber	121	47%
Schwein, Leber	124	39%
Niere	96	37%
Zunge	198	23%

Lebensmittel (verzehrbarer Anteil)	kcal pro Portion	% der empfohlenen Tageszufuhr
Getreide 1 Portion = 15 g		
Weizenkeime, getrocknet	48	40%
1 Portion = 60 g		
Hafer	202	38%
Brot 1 Portion = 175 g		
Roggenschrot- u. Vollkornbrot	341	35%
Vollkornbrot m. Sonnenblumenk.	404	29%
Hülsenfrüchte, getrocknet 1 Portion = 75 g		
Kichererbsen	230	28%
Linsen	203	29%
Gemüse zum Garen 1 Portion = 200 g		
Batate	216	40%
Grünkohl	74	33%
Möhren	54	40%
Paprikafrüchte	40	32%
Porree (Lauch)	50	35%
Rosenkohl	72	40%
Spinat	30	27%
1 Portion = 250 g		
Kartoffeln	175	50% ◐
Obst 1 Portion = 150 g		
Avocado	332	50% ◐
Banane	141	37%

◐ 50 bis 75%

Folsäure

Dieses wasserlösliche Vitamin liegt in den Lebensmitteln in gebundener und in freier Form vor. Die freie Folsäure wird nahezu zu 100% über den Darm aufgenommen, die gebundene Folsäure ist häufig nur zu 20% verfügbar. Bei den heute üblichen Verzehrsgewohnheiten beträgt das Verhältnis der gebundenen : freien Folsäure ca. 60:40. Generelle Aussagen über den Anteil der beiden Formen ist in vielen Lebensmitteln und unterschiedlichen Verarbeitungs- und Zubereitungsverfahren nicht möglich, deshalb wird heute die Summe an freier und gebundener Folsäure angegeben. Folsäure ist von großer Bedeutung für das Wachstum und die Zellteilung. Ferner ist dieses Vitamin in Verbindung mit Vitamin B_{12} für die Bildung und Reifung der roten Blutkörperchen erforderlich.

Der genaue Bedarf ist wegen der Folsäurebildung durch die Darmbakterien und deren möglicher Beteiligung an der Bedarfsdeckung nicht bekannt. Folsäuremangel führt zu Anämie (»Blutarmut«). Besonders schwer sind die Folgen, wenn gleichzeitig ein Mangel an Vitamin B_{12} oder Eisen besteht. Ferner können Schleimhautveränderungen in der Mundhöhle sowie Magen-Darmstörungen, auftreten.

Besonders reiche Folsäure-Quellen

Lebensmittel, durch die mit einer Portion mindestens 10% der DGE-Empfehlungen erreicht werden (orientiert an der Empfehlung für Erwachsene: 400 Mikrogramm (µg) pro Tag).

FOLSÄURE

Lebensmittel (verzehrbarer Anteil)	kcal pro Portion	% der empfohlenen Tageszufuhr
Innereien 1 Portion = 100 g		
Hammel, Leber	133	70% ◐
Huhn, Leber	136	95% ●
Kalb, Leber	130	60% ◐
Rind, Leber	121	148% ●
Getreide/Getreideprodukte 1 Portion = 15 g		
Weizenkeime, getrocknet	48	20%
1 Portion = 60 g		
Roggen	205	21%
Brot 1 Portion = 105 g		
Knäckebrot	334	23%
1 Portion = 175 g		
Roggenmischbr.	371	14%
Weizenschrot- u. Vollkornbrot	357	11%
Weizenbrötchen	480	16%
Grahambrot	352	13%
Pumpernickel	324	10%
Hülsenfrüchte, getrocknet 1 Portion = 75 g		
Bohnen, weiß	179	35%
Erbsen	202	28%
Kichererbsen	230	64% ◐

Lebensmittel (verzehrbarer Anteil)	kcal pro Portion	% der empfohlenen Tageszufuhr
Limabohnen	206	68% ◐
Linsen	203	32%
Sojabohnen	254	45% ◐
Gemüse/Pilze zum Garen 1 Portion = 200 g		
Blumenkohl	44	63% ◐
Bohnen, grün	64	35%
Broccoli	52	56% ◐
Chinakohl	24	33%
Erbsen	140	80% ●
Fenchel	48	50% ◐
Grünkohl	74	94% ●
Knollensellerie	36	38% ◐
Kohlrabi	48	35%
Möhren	54	28%
Paprikafrüchte	40	30%
Porree, Lauch	50	52% ◐
Rosenkohl	72	91% ●
Rote Rübe/Bete	82	42% ◐
Spargel	36	54% ◐
Spinat	30	73% ◐
Tomate	34	22%
Wirsing	50	45%
Obst 1 Portion = 150 g		
Erdbeeren	48	24%
Kirschen	95	20%
Kirschen, sauer	80	28%
Weintrauben	102	16%

◐ 50 bis 75%   ● 76 bis 100% und darüber

Pantothensäure

Dieses wasserlösliche Vitamin ist in nahezu allen pflanzlichen und tierischen Lebensmitteln enthalten. Pantothensäure wird beim Abbau von Kohlenhydraten, Fetten und Eiweißbausteinen sowie bei der Bildung von Fettsäuren, Cholesterin und bestimmten Hormonen benötigt. Es erhöht die Resistenz der Schleimhäute gegenüber Infektionen, fördert Wachstum und Pigmentierung der Haare und reguliert den Stoffwechsel der Hautzellen. Mit großer Wahrscheinlichkeit wird Pantothensäure teilweise durch die Darmbakterien gebildet und ist dann verfügbar. Bei normaler Ernährung wurde bisher kein Pantothensäuremangel festgestellt.

Besonders reiche Pantothensäure-Quellen

Lebensmittel, durch die mit einer Portion mindestens 40% der DGE-Empfehlungen erreicht werden (orientiert am maximalen Schätzwert für Erwachsene: 6 mg pro Tag).

Lebensmittel (verzehrbarer Anteil)	kcal pro Portion	% der empfohlenen Tageszufuhr
Fische 1 Portion = 100 g		
Ostseehering	155	155% ●
Innereien/Fleisch 1 Portion = 100 g		
Hammel, Leber	133	127% ●
Huhn, Leber	136	119% ●
Kalb, Leber	130	132% ●
Niere	128	67% ◐
Putenbrust, o.H.	212	98% ●
Rind, Leber	121	122% ●
Niere	116	64% ◐

Lebensmittel (verzehrbarer Anteil)	kcal pro Portion	% der empfohlenen Tageszufuhr
Schwein, Leber	124	113% ●
Niere	96	52% ◐
Gemüse/Pilze zum Garen 1 Portion = 200 g		
Blumenkohl	44	34%
Broccoli	52	43%
Champignons	42	70% ◐
Steinpilze	54	90% ●
Obst 1 Portion = 150 g		
Wassermelone	56	40%

◐ 50 bis 75%   ● 76 bis 100% und darüber

Biotin

Dieses wasserlösliche Vitamin kommt in allen Zellen, jedoch nur in geringen Mengen, vor.
Biotin ist bei verschiedenen Stoffwechselreaktionen, z.B. der Bildung von Fettsäuren und der Glucoseneubildung, beteiligt. Des weiteren unterstützt Biotin vermutlich das Vitamin K bei der Bildung von Blutgerinnungsfaktoren. Generell kann es als Wachstumsfaktor der gesamten belebten Natur angesehen werden.
Das durch die Darmbakterien gebildete Biotin ist dem Körper nur in ganz geringem Umfang verfügbar. Biotinmangelerscheinungen sind beim Menschen sehr selten. Sie äußern sich in schuppigen Hautveränderungen an Händen, Armen und Beinen.

Besonders reiche Biotin-Quellen

Lebensmittel, durch die mit einer Portion mindestens 20% der DGE-Empfehlungen erreicht werden (orientiert am maximalen Schätzwert für Erwachsene: 60 µg pro Tag).

Lebensmittel (verzehrbarer Anteil)	kcal pro Portion	% der empfohlenen Tageszufuhr
Innereien 1 Portion = 100 g		
Hammel, Leber	133	217% ●
Kalb, Leber	130	125% ●
Niere	128	133% ●
Rind, Leber	121	167% ●
Niere	116	97% ●
Schwein, Niere	96	135% ●

Lebensmittel (verzehrbarer Anteil)	kcal pro Portion	% der empfohlenen Tageszufuhr
Hülsenfrüchte, getrocknet 1 Portion = 75 g		
Erbsen	202	24%
Sojabohnen	254	75% ◐
Pilze 1 Portion = 200 g		
Champignons	42	53% ◐

◐ 50 bis 75%   ● 76 bis 100% und darüber

VITAMIN-QUELLEN

Vitamin B_{12} (Cobalamine)

Vitamin B_{12} ist eine Sammelbezeichnung von wasserlöslichen Verbindungen, in denen das Spurenelement Kobalt eingelagert ist. Diese Verbindungen heißen Cobalamine.

Vitamin B_{12} kann ausschließlich von Mikroorganismen (z.B. den Bakterien des Magen-Darm-Traktes der Schlachttiere) gebildet werden. Vitamin B_{12} kommt daher hauptsächlich in tierischen Lebensmitteln vor. In pflanzlichen Lebensmitteln ist es nur dann enthalten, wenn diese einer Fermentation ausgesetzt waren (z.B. Sauerkraut).

Vitamin B_{12} ist für viele Stoffwechselreaktionen in den Körperzellen unentbehrlich. Zudem ist Vitamin B_{12} für die Umwandlung von Folsäure in deren Wirkform unerläßlich. Während Schwangerschaft und Stillzeit ist der Bedarf erhöht. Durch die Bakterien des menschlichen Darms wird zwar auch Vitamin B_{12} gebildet, jedoch in einem Darmabschnitt, in dem es nur in sehr geringem Umfang verfügbar ist.

Ein Mangel an Vitamin B_{12} führt zu einer Störung der Blutzellenbildung sowie zu einem Gewebeschwund der Magenschleimhaut. Da die Leber viel Vitamin B_{12} speichert, treten Mangelerscheinungen infolge chronischer Vitamin-B_{12}-Unterversorgung in der Regel erst nach Jahren auf.

Besonders reiche Vitamin-B_{12}-Quellen

Lebensmittel, durch die mit einer Portion mindestens 20% der DGE-Empfehlungen erreicht werden (orientiert an der Empfehlung für Erwachsene: 3 µg pro Tag).

VITAMIN B_{12}

Lebensmittel (verzehrbarer Anteil)	kcal pro Portion	% der empfohlenen Tageszufuhr
Milch/Milchprodukte 1 Glas = 200 ml		
Kuhmilch, 0,1%	70	20%
Kuhmilch, 1,5%	94	28%
Schafmilch	194	34%
1 Portion = 200 g		
Joghurt, 1,5%	88	27%
Kefir, 3,5%	122	27%
Käse 1 Portion = 45 g		
Körn. Frischkäse	36	30%
Brie, 50%	155	26%
Camembert,		
30%	97	47%
45%	128	42%
60%	170	36%
Edamer, 45%	159	32%
Emmentaler,		
45%	179	45%
Gruyère, 45%	180	30%
Tilsiter, 45%	161	33%
Fische/Meeresfrüchte 1 Portion = 100 g		
Austern	66	487% ●
Ostseehering	155	367% ●
Lachs	202	96% ●
Makrele	180	300% ●
Miesmuscheln	51	267% ●
Rotbarsch	105	127% ●
Seelachs	81	117% ●
Thunfisch	226	142% ●
Fleisch 1 Portion = 100 g		
Hammel, Keule	234	100% ●
Muskelfl. o.F.[1]	117	90% ●
Kalb,		
Muskelfl. o.F.[1]	95	67% ◐
Rind, Filet	121	67% ◐
Muskelfl. o.F.[1]	102	167% ●
Schwein,		
Muskelfl. o.F.[1]	105	68% ◐
Innereien 1 Portion = 100 g		
Hammel, Leber	133	1167% ●
Huhn, Leber	136	834% ●
Kalb, Leber	130	2000% ●
Niere	128	833% ●
Rind, Leber	121	2167% ●
Niere	116	1113% ●
Schwein, Leber	124	1300% ●
Niere	96	500% ●
Fleischprodukte 1 Portion = 45 g		
Leberpastete	141	48%

◐ 50 bis 75%   ● 76 bis 100% und darüber   [1] o. F. = ohne Fett

VITAMIN-QUELLEN

Vitamin C (Ascorbinsäure)

Das wasserlösliche Vitamin C kommt vor allem in Obst und Gemüse vor.
Vitamin C wirkt vor allem als Zellschutzmittel. Es schützt die Zellen vor der zerstörerischen Wirkung des Sauerstoffs und stimuliert die Abwehrkräfte des Körpers. Somit spielt Vitamin C eine wichtige Rolle bei der Krebsabwehr und beim Angriff von Krankheitserregern. Außerdem wird das Vitamin für die Bildung und Funktionserhaltung der Binde- und Stützgewebe (Knochen, Knorpel, Zahnbein) benötigt.
Heilungsprozesse von Wunden und Knochenbrüchen werden durch eine ausreichende Vitamin-C-Versorgung beschleunigt.
Der Bedarf ist erhöht bei vermehrter Flüssigkeitsaufnahme, Schilddrüsenüberfunktion und nach operativen Eingriffen. Raucher haben einen bis zu 40% höheren Vitamin-C-Bedarf.
Der schwere Vitamin-C-Mangel ist durch das Krankheitsbild des »Skorbut« mit Blutungen in Zahnfleisch, Haut, Schleimhäuten, Muskulatur und Gelenken gekennzeichnet. Häufiger treten jedoch leichte Mangelerscheinungen auf, wie etwa erhöhte Krankheitsanfälligkeit, rasche Ermüdung, schlechte Wundheilung, verminderte Leistungsfähigkeit.

Besonders reiche Vitamin-C-Quellen

Lebensmittel, durch die mit einer Portion mindestens 40% der DGE-Empfehlungen erreicht werden (orientiert an der Empfehlung für Erwachsene: 100 mg pro Tag).

VITAMIN C

Lebensmittel (verzehrbarer Anteil)	kcal pro Portion	% der empfohlenen Tageszufuhr
Gemüse für Frischkost 1 Portion = 100 g		
Blumenkohl	22	69% ◑
Kohlrabi	24	63% ◑
Paprikafrüchte	20	120% ●
Gemüse zum Garen 1 Portion = 200 g		
Batate (Süßkartoffel)	216	60% ◑
Blumenkohl	44	138% ●
Broccoli	52	230% ●
Chinakohl	24	52% ◑
Fenchel	48	186% ●
Grünkohl	74	210% ●
Kohlrabi	48	126% ●
Mangold	28	78% ●
Paprikafrüchte	40	240% ●
Portulak	22	144% ●
Rosenkohl	72	224% ●
Rotkohl	42	100% ●
Spinat	30	102% ●
Weißkohl	48	94% ●
Wirsing	50	100% ●
Obst 1 Portion = 150 g		
Acerola	24	2550% ●
Saft	33	1500% ●

Lebensmittel (verzehrbarer Anteil)	kcal pro Portion	% der empfohlenen Tageszufuhr
Apfelsine	63	75% ◑
Saft, frisch	69	78% ●
Saft (ungesüßte Handelsw.)	66	63% ◑
Erdbeeren	48	93% ●
Grapefruit	68	66% ◑
Saft	54	60% ◑
Guave	42	410% ●
Johannisbeeren,		
rot	50	54% ◑
schwarz	59	266% ●
Kiwi	75	69% ◑
Kumquat	92	57% ◑
Litchi	113	59% ◑
Limone	59	66% ◑
Loganbeere	96	84% ●
Mango	89	56% ◑
Papaya	48	120% ●
Sanddornbeerensaft	60	399% ●
Stachelbeeren	56	51% ◑

◑ 50 bis 75% ● 76 bis 100% und darüber

Besonders reiche Mineralstoff-Quellen

Das Wichtigste über die Mineralstoffe

Die Mineralstoffe sind ebenso wie die Vitamine lebensnotwendig.
Grundsätzlich unterscheidet man je nach benötigter Zufuhr in Mengen- und Spurenelemente.
Mengenelemente wie Natrium, Kalium, Calcium, Phosphor, Magnesium und Chlorid kommen im Körper in hohen Konzentrationen vor. Sie werden täglich in Gramm-Mengen benötigt und mit dem Essen aufgenommen. Bei Spurenelementen hingegen reicht die Aufnahme geringster Mengen im Bereich von millionstel bis tausendstel Gramm pro Tag. Zu den wichtigen Spurenelementen zählen Eisen, Jod, Fluor, Mangan, Kupfer, Zink und Selen.
Die Aufgaben der Mineralstoffe sind vielfältig. Die Mengenelemente Calcium und Magnesium sind zum Beispiel Baumaterial von Knochen und Zähnen. Außerdem sind sie für die Blutgerinnung und die Reizübertragung in Nerven- und Muskelzellen unentbehrlich. Phosphor ist ebenfalls in den Knochen, ist aber auch für den Energiestoffwechsel lebenswichtig. Für die Regulierung des Wasserhaushalts und der Gewebespannung sind Natrium, Kalium und Chlorid verantwortlich. Kalium wird zudem für Muskelfunktionen benötigt. Auch die Spurenelemente sind für wesentliche Körperfunktionen verantwortlich. Ohne Eisen gäbe es keinen Sauerstofftransport im Blut. Fluorid verhütet Karies und Jod ist für den Aufbau des Schilddrüsenhormons essentiel.
Obwohl es bei uns Nahrungsmittel im Überfluß gibt, ist die Versorung mit Mineralstoffen nicht immer sichergestellt. So wird beispielsweise der Bedarf an Calcium und Eisen gerade bei Frauen nicht immer gedeckt.

Kalium (K)

Kalium reguliert den Wasserhaushalt des Körpers. Es wirkt der Austrocknung der Körperzellen entgegen. Außerdem wird Kalium bei der Nerven- und Muskelarbeit benötigt und aktiviert den Eiweiß- und Kohlenhydratstoffwechsel. Verluste an Kalium (z.B. bei schweren Durchfällen oder Erbrechen) müssen durch erhöhte Zufuhr ausgeglichen werden.

Kaliummangel äußert sich in Herz-Muskel-Schäden, Muskelerschlaffung, Blutdrucksenkung, Appetitlosigkeit und Pulsunregelmäßigkeiten. Eine anhaltende übermäßige Kaliumzufuhr wird mit Schwäche- und Schweregefühl der Muskeln, Unregelmäßigkeiten des Herzschlags, Kreislaufkollaps und Herzstillstand in Verbindung gebracht.

Besonders reiche Kalium-Quellen

Lebensmittel, durch die mit einer Portion mindestens 30% der DGE-Empfehlungen erreicht werden (orientiert an der Empfehlung für Erwachsene: 2000 mg pro Tag).

Lebensmittel (verzehrbarer Anteil)	kcal pro Portion	% der empfohlenen Tageszufuhr
Brot 1 Portion = 175 g		
Pumpernickel	319	30%
Hülsenfrüchte 1 Portion = 75 g		
Bohnen, weiß	197	50% ◐
Erbsen	202	35%
Limabohnen	201	64% ◐
Linsen	236	30%
Sojabohnen	242	66% ◐

Lebensmittel (verzehrbarer Anteil)	kcal pro Portion	% der empfohlenen Tageszufuhr
Gemüse zum Garen 1 Portion = 200 g		
Artischocken	44	35%
Bambussprossen	35	47%
Batate (Süßkartoffel)	216	40%
Bleichsellerie	31	34%
Blumenkohl	44	33%
Broccoli	52	28%

◐ 50 bis 75%

MINERALSTOFF-QUELLEN

Lebensmittel (verzehrbarer Anteil)	kcal pro Portion	% der empfohlenen Tageszufuhr
Erbsen, grün	138	34%
Fenchel	47	49%
Grünkohl	73	49%
Knollensellerie	37	31%
Kohlrabi	49	41%
Kürbis	51	30%
Möhre (Karotte)	56	32%
Pastinake	44	52% ◐
Rettich	27	43%
Rosenkohl	75	45%
Rote Bete (Rübe)	84	41%
Schwarzwurzeln	32	32%
Spinat	31	55% ◐
tiefgefroren	29	32%
Topinambur	60	48%
Zuckermais	172	30%
1 Portion = 250 g		
Kartoffeln	175	51% ◐

◐ 50 bis 75%

Lebensmittel (verzehrbarer Anteil)	kcal pro Portion	% der empfohlenen Tageszufuhr
Pilze 1 Portion = 200 g		
Birkenpilze	36	35%
Champignons	30	39%
Morcheln	24	39%
Pfifferlinge	23	37%
Reizker	28	31%
Rotkappe	28	31%
Steinpilze	34	34%
Trüffeln	54	53% ◐
Obst 1 Portion = 150 g		
Avocado	331	38%
Banane	140	29%
Honigmelone	82	25%
Johannisbeeren schwarz	59	23%
Kiwi	75	22%
Melone, grün, rund	38	24%
Passionsfrucht	95	26%

Calcium (Ca)

Calcium wird für die Bildung von Knochen und Zahnsubstanz benötigt. Des weiteren ist dieser Mineralstoff an der Erregbarkeit der Nerven und Muskeln beteiligt. Für die Blutgerinnung ist Calcium unverzichtbar. Es gilt zudem als Aktivator bestimmter Stoffwechselreaktionen.
Die Aufnahme von Calcium wird durch Vitamin D und Milchzucker begünstigt. Durch übermäßige Fettzufuhr sowie bei gleichzeitiger Aufnahme von Oxalat, Phytat und Phosphor wird die Aufnahme gehemmt. Die Calciumaufnahme und das Einbauen in die Knochen werden durch das Hormon der Nebenschilddrüsen kontrolliert. Während Schwangerschaft und Stillzeit ist der Bedarf erhöht.
Ein Mangel an Calcium führt während der Wachstumsphase zur Rachitis und beim Erwachsenen zur Knochenbrüchigkeit. Zudem ist bei Calciummangel die Erregbarkeit des Nervensystems und der Muskulatur erhöht (Tetanie).

Besonders reiche Calcium-Quellen

Lebensmittel, durch die mit einer Portion mindestens 20% der DGE-Empfehlungen erreicht werden (orientiert an der Empfehlung für Erwachsene: 1000 mg pro Tag).

Lebensmittel (verzehrbarer Anteil)	kcal pro Portion	% der empfohlenen Tageszufuhr
Milch/Milchprodukte 1 Glas = 200 ml		
H-Milch, entr.	70	25%
H-Milch, 1,5%	94	25%
H-Milch, 3,5%	128	24%
Rohmilch	134	24%
Trinkm., entr.	70	25%
Trinkm., 1,5%	94	25%
Trinkm., 3,5%	128	24%
1 Becher = 150 g		
Joghurt, entrahmt	48	19%
Käse 1 Portion = 30 g		
Appenzeller	116	24%

MINERALSTOFF-QUELLEN

Lebensmittel (verzehrbarer Anteil)	kcal pro Portion	% der empfohlenen Tageszufuhr
Bergkäse	116	33%
Chester (Cheddar), 50% Fett i.Tr.	118	23%
Edamer, 30% F.	77	24%
Edamer, 45% F.	106	20%
Emmentaler, 45% Fett i.Tr.	116	31%
Gouda, 40% F.	110	24%
Parmesan, 35% Fett i.Tr.	116	35%
Tilsiter, 30% F.	76	32%

Lebensmittel (verzehrbarer Anteil)	kcal pro Portion	% der empfohlenen Tageszufuhr
Tilsiter, 45% F.	98	25%
Trappistenkäse, 45% Fett i.Tr.	102	23%
Ziegenkäse, Schnittkäse 48% Fett i.Tr.	99	21%
Gemüse zum Garen 1 Portion = 200 g		
Fenchel, roh	47	22%
Grünkohl	73	42%
Spinat	31	23%
tiefgefroren	29	24%

Phosphor (P)

Phosphor ist wie Calcium Bestandteil des Skeletts. Ferner ist dieser Mineralstoff im Stoffwechsel – insbesondere im Prozeß der Energiegewinnung und Energieumwandlung – von Bedeutung.

Die Phosphoraufnahme durch den Darm wird durch Vitamin D und das Hormon der Nebenschilddrüsen gefördert. Durch verschiedene Nahrungsbestandteile (zum Beispiel Calcium, Aluminium, Eisen, Inosit) wird die Aufnahme gehemmt. Während Schwangerschaft und Stillzeit ist der Phosphorbedarf erhöht.

Phosphormangel führt zu Muskelschwäche und Knochenleiden und kann in Verbindung mit Vitamin-D-Mangel zum Krankheitsbild der Rachitis führen.

PHOSPHOR

Lang anhaltende sehr hohe Phosphoraufnahmen (über 4 g pro Tag) können zu einer Verkalkung der Nieren führen. Überhöhte Aufnahme (über 1,5 g pro Tag) kann bei gleichzeitig erniedrigter Calciumaufnahme (weniger als 300 mg pro Tag) zu Störungen des Calciumstoffwechsels führen.

Besonders reiche Phosphor-Quellen

Lebensmittel, durch die mit einer Portion mindestens 20% der DGE-Empfehlungen erreicht werden (orientiert an der Empfehlung für Erwachsene: 700 mg pro Tag).

Lebensmittel (verzehrbarer Anteil)	kcal pro Portion	% der empfohlenen Tageszufuhr
Käse 1 Portion = 30 g		
Schmelzkäse, 45% Fett i.Tr.	79	40%
Fische 1 Portion = 100 g		
Atlantikhering	233	36%
Lachs	202	38%
Makrele	180	34%
Schellfisch	77	29%
Seelachs	80	43%
Fleisch 1 Portion = 100 g		
Kalb, Haxe	98	29%
Puter	212	32%
Rind, Kamm	150	29%
Schwein, Keule	274	25%

Lebensmittel (verzehrbarer Anteil)	kcal pro Portion	% der empfohlenen Tageszufuhr
Innereien 1 Portion = 100 g		
Hammel, Leber	133	52% ◐
Kalb, Niere	128	37%
Rind, Leber	121	50% ◐
Schwein, Leber	124	52% ◐
Niere	96	37%
Brot 1 Portion = 175 g		
Pumpernickel	319	20%
Roggen-vollkornbrot	340	27%
Simonsbrot	357	25%
Steinmetzbrot	355	35%
Weizen-vollkornbrot	357	26%

MINERALSTOFF-QUELLEN

Lebensmittel (verzehrbarer Anteil)	kcal pro Portion	% der empfohlenen Tageszufuhr
Hülsenfrüchte 1 Portion = 75 g		
Bohnen, weiß	197	46%
Erbsen	202	40%
Kichererbsen	207	36%
Linsen	236	44%
Sojabohnen	242	59% ◗
Gemüse zum Garen 1 Portion = 200 g		
Artischocken	44	37%

Lebensmittel (verzehrbarer Anteil)	kcal pro Portion	% der empfohlenen Tageszufuhr
Erbsen, grün, roh	140	29%
Rosenkohl	72	24%
Pilze 1 Portion = 200 g		
Champignons	32	36%
Steinpilze	40	24%

◗ 50 bis 73%

Magnesium (Mg)

Magnesium ist am Aufbau von Knochen und Zähnen beteiligt. Es aktiviert verschiedene Reaktionen des Kohlenhydrat- und Eiweißstoffwechsels und spielt eine wichtige Rolle bei der Muskel- und Nervenreizbarkeit. Die Magnesiumaufnahme über den Darm wird durch Calcium, Phosphor, Fett, Eiweiß und Alkohol sowie durch einen Mangel an Vitamin B_1 und Vitamin B_6 gehemmt. Der genaue Magnesiumbedarf ist nicht bekannt. Der Bedarf ist während der Stillzeit erhöht. Ein Mangel an Magnesium führt zu Körpergewichtsabnahmen, Muskelzuckungen, Rhythmusstörungen sowie Krämpfen und Bewußtseinsstörungen.

MAGNESIUM

Besonders reiche Magnesium-Quellen

Lebensmittel, durch die mit einer Portion mindestens 15% der DGE-Empfehlungen erreicht werden (orientiert an der Empfehlung für männliche Erwachsene: 350 mg pro Tag).

Lebensmittel (verzehrbarer Anteil)	kcal pro Portion	% der empfohlenen Tageszufuhr
Getreide 1 Portion = 50 g		
Grünkern, Korn	162	19%
Haferflocken, Instant	176	20%
Haferflocken, Vollkorn	177	20%
Hirse, Korn[1]	177	16%
Naturreis[1]	172	17%
Weizenvollkornmehl	151	20%
Brot 1 Portion = 175 g		
Pumpernickel	319	40%
Roggenmischbr.	368	15%
Roggenvollkornbrot	340	27%
Weizenmischbr.	396	20%
Weizenvollkornbrot	357	30%
Hülsenfrüchte 1 Portion = 75 g		
Bohnen, weiß	197	30%
Erbsen	202	25%
Kichererbsen	207	28%
Limabohnen	201	43%
Sojabohnen	242	47%
Gemüse zum Garen 1 Portion = 200 g		
Kohlrabi	49	25%
Spinat	31	33%
Obst 1 Portion = 150 g		
Banane	140	14%
Papaya	20	17%
Passionsfrucht	95	17%

[1] = entspelzt, ganzes Korn

MINERALSTOFF-QUELLEN

Eisen (Fe)

Eisen ist am Transport von Sauerstoff im Blut beteiligt (etwa 70% des Körpereisens liegen im Blutfarbstoff vor). Des weiteren wird Eisen für die Bildung verschiedener Stoffe benötigt, die an lebensnotwendigen Körperfunktionen beteiligt sind. Die Eisenaufnahme erfolgt hauptsächlich über den Darm. Sie wird durch Vitamin C gefördert und kann durch Calcium, Phosphorsalze und Phytat bis zu 50% gehemmt werden. Von der zugeführten Eisenmenge werden durchschnittlich nur etwa 10% tatsächlich aufgenommen. Das Eisen aus Fleisch und Fleischprodukten wird etwa zu 15% aufgenommen, das Eisen aus pflanzlichen Lebensmitteln nur zu maximal 7%. Während Schwangerschaft und Stillzeit ist der Bedarf erhöht.
Eisenmangel führt zu Anämie (»Blutarmut«) mit vermindertem Blutfarbstoff und verkleinerten roten Blutkörperchen. Auch ein Mangel von Haut- und Haarpigmenten wurde beobachtet. Besonders gefährdet für Eisenmangel sind Säuglinge, Kinder und Jugendliche sowie Frauen während der Menstruationszeit.

Besonders reiche Eisen-Quellen

Lebensmittel, durch die mit einer Portion mindestens 15% der DGE-Empfehlungen erreicht werden (orientiert an der Empfehlung für weibliche Erwachsene: 15 mg pro Tag).

Lebensmittel (verzehrbarer Anteil)	kcal pro Portion	% der empfohlenen Tageszufuhr
Fleisch 1 Portion = 100 g		
Kalb, Brust	131	20%
Haxe	98	20%
Schnitzel	99	20%
Schwein, Filet	106	20%
Reh, Keule	97	20%
Rücken	122	20%

EISEN

Lebensmittel (verzehrbarer Anteil)	kcal pro Portion	% der empfohlenen Tageszufuhr
Kaninchen	152	23%
Innereien 1 Portion = 100 g		
Huhn, Leber	136	49%
Kalb, Leber	130	53% ◐
Lunge	90	33%
Niere	128	77% ●
Lamm, Leber	133	83% ●
Rind, Leber	121	43%
Lunge	99	50% ◐
Niere	116	63% ◐
Schwein, Leber	124	105% ●
Lunge	114	33%
Niere	96	67% ◐
Getreide 1 Portion = 50 g		
Hafer, Korn[1]	177	19%
Hirse, Korn[1]	177	23%
Brot 1 Portion = 175 g		
Pumpernickel	319	28%
Roggenmischbr.	368	15%
Roggenvollkornbrot	340	23%
Steinmetzbrot	355	23%
Weizenmischbr.	396	20%

Lebensmittel (verzehrbarer Anteil)	kcal pro Portion	% der empfohlenen Tageszufuhr
Weizenvollkornbrot	357	23%
Mehrkornbrot	378	26%
Hülsenfrüchte 1 Portion = 75 g		
Bohnen, weiß	197	31%
Erbsen	202	25%
Kichererbsen	207	31%
Linsen	236	40%
Sojabohnen	242	33%
Gemüse zum Garen 1 Portion = 200 g		
Artischocken	44	20%
Erbsen, grün	138	25%
Fenchel	47	36%
Grünkohl	73	25%
Schwarzwurzel	32	44%
Spinat	31	55% ◐
Zucchini	38	20%
Pilze 1 Portion = 200 g		
Champignons	41	15%
Pfifferlinge	23	87% ●
Trüffeln	54	47%

◐ 50 bis 75%   ● 76 bis 100% und darüber
[1] = entspelzt, ganzes Korn

MINERALSTOFF-QUELLEN

Jod (J)

Jod wird für die Bildung und Aktivierung der Vorstufen des Schilddrüsenhormons Tyroxin benötigt (etwa ein Drittel des Körperbestandes an Jod ist in der Schilddrüse enthalten). Ein Mangel an Jod führt zum Jodmangelkropf, verbunden mit Schilddrüsenveränderungen.
Die Jodaufnahme kann gehemmt werden durch einige Medikamente, aber auch durch Stoffe, die natürlicherweise in Lebensmitteln (zum Beispiel in Kohl oder Rüben) vorkommen. So kann trotz ausreichender Jodzufuhr ein Jodmangel entstehen. Jodakne und eine Überfunktion der Schilddrüse als Folge einer überhöhten Jodaufnahme wurden bis auf Ausnahmen erst dann beobachtet, wenn die empfohlene Zufuhrmenge um den Faktor 100 bis 10 000 überschritten war.

Besonders reiche Jod-Quellen

Lebensmittel, durch die mit einer Portion mindestens 20% der DGE-Empfehlungen erreicht werden (orientiert an der Empfehlung für Erwachsene: 200 µg pro Tag).

Lebensmittel (verzehrbarer Anteil)	kcal pro Portion	% der empfohlenen Tageszufuhr
Fische 1 Portion = 100 g		
Garnele	87	65% ◐
Heilbutt	101	26%
Ostseehering	155	25%
Kabeljau	76	85% ●
Makrele	180	25%
Miesmuscheln	51	53% ◐
Ostseehering	155	25%
Rotbarsch	105	50% ◐
Schellfisch	77	122% ●
Scholle	86	26%
Seelachs	80	52% ◐
Steck- oder Klaffmuscheln	54	60% ◐
Thunfisch	226	25%

◐ 50 bis 75%   ● 76 bis 100% und darüber

Fluor (F)

Fluor erhöht die Stabilität von Knochen und Zähnen; es steigert die Festigkeit der Zahnsubstanz. Fluor hemmt die Mundbakterien, die Zuckerreste fermentieren und so Zahnbelag bilden. Daher wird es zur Kariesvorbeugung eingesetzt. Ferner bewirkt Fluor einen Schutz gegen Anämie (»Blutarmut«) während der Schwangerschaft, da es die Eisenaufnahme aus dem Darm verbessert. Die Fluoraufnahme wird durch große Mengen an Magnesium, Calcium und Aluminium verringert.

Die Gesamtzufuhr durch Nahrung, Trinkwasser und Supplemente (Tabletten, Tropfen) wird für Erwachsene mit einer Menge von 1,5 bis 4,0 mg pro Tag empfohlen; dieser Bereich gilt als toxikologisch unbedenklich. Die angegebene Obergrenze sollte jedoch nicht über längere Zeiträume überschritten werden. Ausgenommen sind Therapien unter ärztlicher Überwachung.

Besonders reiche Fluor-Quellen

Lebensmittel, durch die mit einer Portion mindestens 5% der DGE-Empfehlungen erreicht werden (orientiert an dem Richtwert für Erwachsene: 3,5 mg pro Tag).

Lebensmittel (verzehrbarer Anteil)	kcal pro Portion	% der empfohlenen Tageszufuhr
Fische 1 Portion = 100 g		
Garnele	87	5%
Hummer	81	6%
Miesmuschel	68	14%
Fischdauerwaren 1 Portion = 100 g		
Brathering	204	9%

MINERALSTOFF-QUELLEN

Lebensmittel (verzehrbarer Anteil)	kcal pro Portion	% der empfohlenen Tageszufuhr
Bückling 1 Portion = 50 g	224	10%
Lachs, geräuch.	144	11%
Sardinen in Öl	111	15%
Stockfisch	169	7%
Innereien 1 Portion = 100 g		
Huhn, Leber	136	5%
Kalb, Niere	128	6%
Rind, Niere	116	6%
Schwein, Leber	124	8%
Brot 1 Portion = 175 g		
Roggenvollkornbrot	340	5%

Lebensmittel (verzehrbarer Anteil)	kcal pro Portion	% der empfohlenen Tageszufuhr
Simonsbrot	357	5%
Weizenvollkornbrot	357	5%
Hülsenfrüchte 1 Portion = 75 g		
Sojabohnen	242	8%
Nüsse 1 Portion = 30 g		
Walnüsse	200	6%
Gemüse zum Garen 1 Portion = 200 g		
Spinat	31	6%

Mangan (Mn)

Mangan wirkt als Aktivator vielzähliger Stoffwechselreaktionen.
Unter normalen Ernährungsbedingungen wurde ein Manganmangel beim Menschen nicht beobachtet. Negative Wirkungen durch erhöhte Zufuhr mit der Nahrung sind bislang nicht bekannt.

Besonders reiche Mangan-Quellen

Lebensmittel, durch die mit einer Portion mindestens 15% der DGE-Empfehlungen erreicht werden (orientiert am maximalen Schätzwert für Erwachsene: 5 mg pro Tag).

MANGAN

Lebensmittel (verzehrbarer Anteil)	kcal pro Portion	% der empfohlenen Tageszufuhr
Getreide 1 Portion = 50 g		
Hafer, Korn[1]	177	37%
Haferflocken	177	45%
Hirse, Korn, geschält	177	16%
Gerste, Korn[1]	157	17%
Reis, poliert	174	20%
Roggen, Korn	147	42%
Weizen, Korn	154	37%
1 Portion = 15 g		
Weizenkeime	47	34%
Brot 1 Portion = 175 g		
Weizenvollkornbrot	357	80% ●
Hülsenfrüchte 1 Portion = 75 g		
Bohnen, weiß	197	24%
Erbsen	202	20%
Limabohnen	201	29%
Sojabohnen	242	42%

Lebensmittel (verzehrbarer Anteil)	kcal pro Portion	% der empfohlenen Tageszufuhr
Gemüse zum Garen 1 Portion = 200 g		
Artischocken	44	15%
Erbsen, Schote/Samen	162	26%
Grünkohl	73	22%
Pastinake	44	16%
Spinat	31	19%
Schwarzwurzeln	32	16%
Obst 1 Portion = 150 g		
Brombeeren	66	27%
Hagebutte	132	36%
Heidelbeeren	55	25%
Nüsse 1 Portion = 30 g		
Haselnüsse	194	34%
Tee 1 Portion = 10 g		
Schwarzer Tee	15	147% ●

[1] = entspelzt, ganzes Korn   ● 76 bis 100% und darüber

MINERALSTOFF-QUELLEN

Kupfer (Cu)

Kupfer ist an Abbaureaktionen sowie an der Beseitigung bestimmter Stoffwechselprodukte beteiligt. Kupfer wird im Bindegewebe und beim Eisentransport benötigt. Die Aufnahme von Kupfer aus dem Darm ist begrenzt; sie ist höher, wenn kleine Mengen zugeführt werden. Kupfermangel beim Menschen ist selten. In den wenigen bekannten Fällen wurde eine gestörte Bildung der roten Blutkörperchen beobachtet. Hohe Kupfergaben wirken giftig.

Besonders reiche Kupfer-Quellen

Lebensmittel, durch die mit einer Portion mindestens 25% der DGE-Empfehlungen erreicht werden (orientiert am maximalen Schätzwert für Erwachsene: 1,5 mg pro Tag).

Lebensmittel (verzehrbarer Anteil)	kcal pro Portion	% der empfohlenen Tageszufuhr
Fische 1 Portion = 100 g		
Austern	66	60% ◐
Innereien 1 Portion = 100 g		
Hammel, Leber	133	500% ●
Kalb, Leber	130	367% ●
Rind, Leber	121	213% ●
Schwein, Leber	124	87% ●
Brot 1 Portion = 175 g		
Roggenvollkornbrot	340	28%
Weizenvollkornbrot	357	29%
Pilze 1 Portion = 200 g		
Champignons	31	49%
Pfifferlinge[2]	23	133% ●
Nüsse 1 Portion = 30 g		
Cashewkerne	171	74% ◐

◐ 50 bis 75%   ● 76 bis 100% und darüber   [2] Höchstwert

Zink (Zn)

Zink ist beteiligt beim Eiweiß- und Kohlenhydratstoffwechsel. Des weiteren wird Zink als Stabilisator der Zellmembranen und für die Bildung der Speicherform von Insulin benötigt. Die Zinkaufnahme wird durch bestimmte Eiweißbausteine begünstigt und durch Calcium, Kupfer und Phytat verschlechtert. Ein Mangel an Zink führt zu vermindertem Körperwachstum, verschlechterter Wundheilung und rückbildbarem Verlust des Geschmacks- und Geruchsempfindens. Akute Zinkvergiftungen führen zu Magen-Darm-Störungen. Chronische Vergiftungen verschlechtern das Blutbild.

Besonders reiche Zink-Quellen

Lebensmittel, durch die mit einer Portion mindestens 20% der DGE-Empfehlungen erreicht werden (orientiert an der Empfehlung für männliche Erwachsene: 10 mg pro Tag).

Lebensmittel (verzehrbarer Anteil)	kcal pro Portion	% der empfohlenen Tageszufuhr
Fische 1 Portion = 100 g		
Austern	66	220% ●
Fleisch 1 Portion = 100 g		
Hammel, Keule	234	37%
Rind, Filet	121	44%
Hochrippe	161	48%
Keule	148	37%
Lende	130	40%

Lebensmittel (verzehrbarer Anteil)	kcal pro Portion	% der empfohlenen Tageszufuhr
Innereien 1 Portion = 100 g		
Huhn, Leber	136	32%
Kalb, Leber	130	84% ●
Rind, Leber	121	48%
Schwein, Leber	124	64% ◐
Brot 1 Portion = 175 g		
Weizenmischbr.	396	61% ◐
Weizenvollkornbrot	357	37%

◐ 50 bis 75%   ● 76 bis 100% u. darüber

Sondertabellen Ernährung und Diät

Fette, Fettsäuren und Cholesterin

Fett ist ein konzentrierter Energielieferant. In einem Gramm sind 9 Kalorien enthalten, doppelt soviel wie in einem Gramm Kohlenhydrate oder Eiweiß.

Fett ist Lieferant der für den Stoffwechsel unentbehrlichen einfach und mehrfach ungesättigten Fettsäuren, und es ist notwendig für die Aufnahme der fettlöslichen Vitamine A, D, E und K.

Fett spielt bei der Entwicklung von Fettstoffwechselstörungen und krankhafter Gefäßveränderungen eine besondere Rolle, deshalb gelten zur Vorbeugung und Behandlung folgende Empfehlungen:

– Der Fettanteil sollte nicht mehr als 30% der Gesamt-Kalorien betragen, das entspricht etwa 70 g Fett.
– Die Verteilung der einfach ungesättigten, der mehrfach ungesättigten und der gesättigten Fettsäuren sollte 1:1:1 betragen:

1 Drittel einfach ungesättigte Fettsäuren, zum Beispiel in Olivenöl und Butter.

1 Drittel mehrfach ungesättigte Fettsäuren, in Pflanzen- und Fischölen.

1 Drittel gesättigte Fettsäuren in tierischen Produkten und gehärteten Fetten.

Wenn der Cholesterinspiegel erhöht ist

Bei erhöhtem Cholesterinspiegel sollten 300 mg Cholesterin pro Tag auf keinen Fall überschritten werden. Diese Empfehlung gilt auch für alle, die sich gesund ernähren wollen. Bei streng cholesterinarmer Kost sind 200 mg das Limit. Gleichzeitig sollten die oben aufgeführten Empfehlungen für die Fettzufuhr eingehalten werden.

FETTE, FETTSÄUREN UND CHOLESTERIN

Lebensmittel (verzehrbarer Anteil)	Portionsgröße	Gesamtfett	Fettsäuren gesättigt	Fettsäuren einfach ungesättigt	Fettsäuren mehrfach ungesättigt	Cholesterin
	g	g	g	g	g	mg
Milch, Milchprodukte, Eier						
Trinkmilch, 3,5% Fett	200 ml	7,0	4,1	1,9	0,2	22
Joghurt, 3,5% Fett	150 ml	5,3	3,3	1,6	0,2	17
Sahne, 30% Fett (Schlags.)	30	9,5	5,3	2,6	0,2	33
Saure Sahne, extra	30	5,4	3,2	1,4	0,2	18
Doppelrahmfrischkäse	30	9,5	5,7	2,5	0,3	31
Camembert, 60% Fett i.Tr.	30	10,2	5,9	2,7	0,2	28
Emmentaler, 45% Fett i.Tr.	30	9,4	5,5	1,9	0,3	26
Gouda, 45% Fett i.Tr.	30	7,6	5,6	1,9	0,2	16
Eier, 1 Stück	58	5,9	1,6	2,4	1,0	229
Eidotter, 1 Stück	19	6,1	1,8	2,4	1,0	239
Fette und Öle						
Butter	10	8,3	5,3	2,1	0,2	24
Pflanzenmargarine	10	8,0	3,0	2,7	2,0	0,7
Diätmargarine	10	8,0	2,4	1,7	3,5	0,1
Halbfettmargarine	10	4,0	1,1	1,3	1,4	0,4
Butterschmalz	10	10,0	6,1	2,4	0,7	29
Schweineschmalz	10	10,0	3,9	4,4	1,2	9
Kokosfett	10	9,9	8,7	0,7	0,2	0,1
Maiskeimöl	10	10,0	1,3	2,6	5,6	0,2
Olivenöl	10	10,0	1,4	7,1	0,9	0,1
Rapsöl	10	10,0	0,7	5,8	3,1	0,2
Safloröl (Distelöl)	10	10,0	0,9	1,1	7,6	0
Sonnenblumenöl	10	10,0	1,1	2,0	6,4	0
Walnußöl	10	10,0	0,9	1,8	6,8	0,1
Nüsse und Samen						
Erdnuß	30	14,4	2,1	6,6	4,3	0
Haselnuß	30	18,3	1,2	13,8	2,6	0
Mandel	30	16,2	1,2	9,9	3,9	0
Walnuß	30	18,6	2,0	3,3	12,5	0

ERNÄHRUNG UND DIÄT

Lebensmittel (verzehrbarer Anteil)	Portionsgröße	Gesamtfett	Fettsäuren gesättigt	Fettsäuren einfach ungesättigt	Fettsäuren mehrfach ungesättigt	Cholesterin
	g	g	g	g	g	mg
Fisch, frisch						
Aal, Flußaal	100	24,5	5,7	11,5	3,2	164
Forelle (Bachforelle)	100	2,7	0,6	0,8	1,0	55
Hering	100	17,8	3,3	8,8	4,2	77
Kabeljau (Dorsch)	100	0,6	0,1	0,1	0,3	34
Karpfen	100	4,8	1,0	2,3	1,1	75
Lachs	100	13,6	2,9	6,1	4,2	44
Makrele	100	11,6	3,4	4,7	2,6	70
Rotbarsch (Goldbarsch)	100	3,6	0,7	1,8	0,9	38
Schellfisch	100	0,6	0,1	0,1	0,3	35
Seezunge	100	1,4	0,4	0,4	0,3	50
Thunfisch	100	15,5	4,1	4,2	4,7	0
Geflügel, Fleisch, Innereien, Fleischwaren						
Brathuhn, Durchschnitt	100	9,6	2,6	3,2	2,3	99
Brust, mit Haut	100	6,2	1,9	2,0	1,5	66
Keule, (Schlegel) m. Haut	100	11,2	3,7	3,2	2,6	85
Puter, Brust, ohne Haut	100	1,0	0,4	0,2	0,2	60
Keule, ohne Haut	100	3,6	1,4	0,8	1,0	75
Rind, Filet	100	4,0	1,8	1,7	0,3	70
Hochrippe	100	8,1	3,6	3,7	0,3	0
Kamm (Hals)	100	8,1	3,6	3,7	0,3	0
Lende (Roastbeef)	100	4,5	1,9	2,0	0,2	70
Schwein, Filet	100	2,0	0,8	0,9	0,1	70
Kamm	100	13,8	5,8	6,4	1,0	70
Schnitzel	100	1,9	0,7	0,9	0,1	70
Mett	100	22,5	9,7	10,2	1,1	70
Leber	100	4,5	1,7	0,6	1,4	350
Leberwurst, grob	30	8,8	3,4	4,4	0,6	26
Schinken, gesalzen u. gekocht	30	1,1	0,4	0,5	0,1	26
Speck, durchwachsen	30	19,5	8,4	8,8	1,0	27

EIWEISS, AMINOSÄUREN

Lebensmittel (verzehrbarer Anteil)	Portionsgröße	Gesamtfett	Fettsäuren			Cholesterin
			gesättigt	einfach ungesättigt	mehrfach ungesättigt	
	g	g	g	g	g	mg
Getreide						
Haferflocken	50	3,5	0,7	1,4	1,3	0
Hirse, Korn	50	2,0	0,5	0,5	1,0	0
Mais, Korn	50	1,9	0,3	0,6	0,8	0
Reis, Natur	50	1,1	0,3	0,3	0,4	0
Reis, poliert	50	0,3	0,1	0,1	0,1	0
Roggen, Korn	50	0,9	0,2	0,2	0,4	0
Weizen, Korn	50	0,9	0,2	0,1	0,4	0
Weizenkeime, getrocknet	15	1,4	0,2	0,2	0,6	0
Speisekleie	15	0,7	0,1	0,1	0,3	0
Hülsenfrüchte						
Erbsen	75	1,1	0,2	0,1	0,6	0
Sojabohnen	75	13,6	2,0	3,1	8,0	0

+ = in Spuren / * = es liegen keine Daten vor
Größere Unterschiede zwischen der Gesamtfettsäurenmenge und der Summe der Menge einzelner Fettsäureklassen erklären sich aufgrund einer nicht vollständigen Analyse aller in diesem Lebensmittel vorkommenden Fettsäuren.

Eiweiß, Aminosäuren

Nahrungseiweiß besteht aus Verbindungen zwanzig unterschiedlicher Aminosäuren. Acht davon sind lebensnotwendig. Sie können vom Körper nicht aufgebaut werden, sondern müssen mit der Nahrung zugeführt werden. Eiweiß ist unentbehrlich für den Aufbau von Muskeln, Organen, Blut, Haut und Enzymen.

Die biologische Wertigkeit

Die Qualität des Eiweißes, auch »biologische Wertigkeit« genannt, hängt ab von der Menge der lebensnotwendigen Aminosäuren, die in diesem Eiweiß enthalten sind und von deren Verhältnis zueinander. Die biologische Wertigkeit gibt an, wieviel Gramm Körpereiweiß durch 100 g eines Nahrungseiweißes neu aufgebaut oder ersetzt werden können. Tierisches Eiweiß hat eine höhere Wertigkeit als pflanzliches Eiweiß. Werden jedoch pflanzliche Eiweiße gemischt, so können diese Mischungen die Wertigkeit tierischen Eiweißes sogar noch übersteigen.

Besonders günstige Kombinationen sind:
- Kartoffel mit Ei, Milch, Quark oder Käse,
- Getreide (Mehl, Brot) mit Milch, Fleisch oder Fisch,
- Hülsenfrüchte mit Weizen oder Roggen.

Eiweißreiche und eiweißarme Kost

Eiweißreiche Kost ist erforderlich:
- während der Schwangerschaft: 75 g Eiweiß pro Tag
- für Schwerarbeiter und Hochleistungssportler: 100 g Eiweiß pro Tag
- nach Operationen mit hohen Eiweißverlusten: nach ärztlicher Anordnung

Eiweißarme Kost ist erforderlich:
- bei Funktionsstörungen der Niere oder Leber. Man unterscheidet in mäßig eiweißarm mit 40 g Eiweiß pro Tag, und streng eiweißarm mit 25 g Eiweiß pro Tag. Eiweißarme Kostformen müssen unter Aufsicht des Arztes durchgeführt werden.

Eiweiß in der vollwertigen Ernährung

Normalerweise liegt der tägliche Eiweißbedarf bei 0,8 bis 1 g pro Kilo Körpergewicht. Bei einem Gewicht von 65 kg sind das etwa 55 g. In einer gesunden, ausgewogenen Kost sollte die Hälfte der Eiweiße pflanzlichen Quellen entstammen. Bei vollständigem Verzicht auf tierische Lebensmittel ist die Kombination von Getreide und Hülsenfrüchten in derselben Mahlzeit wichtig, um die biologische Wertigkeit der Pflanzeneiweiße zu verbessern.

In der folgenden Tabelle sind tierische und pflanzliche Eiweißquellen gegenübergestellt.

EIWEISS, AMINOSÄUREN

Quellen für tierisches Eiweiß

Lebensmittel (verzehrbarer Anteil)	Portionsgröße g	Eiweiß g
Milch, Milchprodukte, Eier		
Buttermilch	200 ml	7,0
Trinkmilch, 3,5%	200 ml	6,6
Trinkmilch, entr.	200 ml	7,0
Joghurt, 3,5% Fett	150 ml	5,0
Hartkäse, 45% F.[1]	30	8,7
Schnittkäse, 45% Fett[1]	30	7,4
Weichkäse, 60% Fett[1]	30	5,3
Weichkäse, 30% Fett[1]	30	6,8
Quark, mager	50	6,8
Eier, 1 Stück	58	7,4
Eidotter, 1 Stück	19	3,1
Eiklar, 1 Stück	33	3,7
Sahne, sauer, 10% Fett	30	0,9
Sahne, süß, 30% Fett	30	0,7
Fische		
Forelle	100	19,5
Karpfen	100	18,0
Garnele, Krabben	100	18,6
Kabeljaufilet	100	17,0
Matjeshering	100	16,0
Makrele, frisch	100	18,8
Makrele, geräuch.	100	20,7
Rotbarsch	100	18,2
Scholle	100	17,1
Seelachs	100	18,3
Tintenfisch	100	16,1
Fleisch		
Brathuhn	100	19,9
Ente	100	18,1
Gans	100	15,7
Puter (Truthahn)	100	19,2
Wild, i. D.	100	21,5
Lammkeule (Schlegel)	100	18,0
Kalbkeule und -schnitzel	100	20,7
Rinderfilet	100	21,2
Schweineschnitzel	100	22,2
Leber, i. D.	100	20,4
Wurst		
Cervelatwurst	30	6,1
Leberwurst, grob	30	4,8
Mettwurst	30	4,2
Salami	30	5,5
Schinken ohne Fettrand	30	8,9
Schinken, wie gew.	30	5,5

[1] Fett in der Trockenmasse

ERNÄHRUNG UND DIÄT

Quellen für pflanzliches Eiweiß

Lebensmittel (verzehrbarer Anteil)	Portionsgröße g	Eiweiß g
Fette		
Erdnußmus	10	3,1
Margarine	10	+
Getreideprodukte		
Brot, i. D.	50	3,5
Knäckebrot, 4 Scheiben	30	3,0
Eierteigwaren	60	7,8
Haferflocken	60	8,1
Reis, Vollkorn	60	4,7
Roggen, Vollkorn	60	5,7
Weizen, Vollkorn	60	6,8
Nüsse		
Erdnuß	30	7,8
Haselnuß	30	3,9
Mandel	30	5,7
Hülsenfrüchte		
Bohnen, weiß	75	15,8
Erbsen	75	17,3
Linsen	75	17,6
Sojabohnen	75	28,2
Sojafleisch (trocken)	50	22,0
Sojamehl, vollfett, 1 EL	15	6,1
Gemüse		
Blattsalate	50	0,6
Kartoffeln	250	5,0
Kohlgemüse	200	4,1
Kohlrabi	200	4,0
Möhren (Karotten)	200	2,2
Paprikafrüchte	200	2,4
Porree (Lauch)	200	4,4
Salatgurke	200	1,2
Tomate	200	2,0
Zwiebel	200	2,6
Obst		
Banane	150	1,7
Beerenobst	150	1,3
Kernobst	150	0,7
Steinobst	150	1,2
Zitrusfrüchte	150	1,2
Fruchtsäfte, i. D.	200	0,3
Süßwaren		
Honig	10	+
Schokolade	30	2,0
Zucker	10	0
Diätetische Lebensmittel		
»eiweißarmes Brot«	50	0,3
»eiweißarme Nudeln«	50	0,3

+ = in Spuren

Kohlenhydrate, Ballaststoffe

Die Kohlenhydrate

Kohlenhydrate liefern schnell verfügbare Energie und sind für die Hirntätigkeit lebensnotwendig. Mehr als die Hälfte der täglichen Kalorien sollten in Form von Kohlenhydraten zugeführt werden. Das sind etwa 300 g pro Tag.
Kohlenhydrate unterscheiden sich grundsätzlich in zwei Formen:
- Der Zucker (Einfachzucker). Dieser wird besonders schnell ins Blut aufgenommen. Dazu zählen Traubenzucker (Glucose), Haushaltszucker aus Rüben oder Zuckerrohr (Saccharose), Fruchtzucker (Fructose), und Sorbit (Zuckeraustauschstoff.) Zucker liefert hauptsächlich Kalorien und keine weiteren Nährstoffe.
- Die Stärke (Mehrfachzucker). Diese wird langsam ins Blut aufgenommen. Stärkereiche Nahrungsmittel liefern neben der Energie auch lebenswichtige Nährstoffe wie Vitamine und Mineralstoffe, häufig auch Ballaststoffe.

Ernährungswissenschaftler empfehlen die süßen Kohlenhydrate aus Süßigkeiten und Obst auf 10 bis 15% zu beschränken. Der Hauptanteil der Kohlenhydrate sollte aus stärkehaltigen Nahrungsmitteln wie Vollkornprodukten, Kartoffeln und Gemüse stammen.

Das müssen Diabetiker beachten

Beim Diabetes mellitus (Zuckerkrankheit) ist der Organismus – bedingt durch Insulinmangel – nicht in der Lage, nach dem Verzehr größerer Mengen rasch spaltbarer Kohlenhydrate, den Blutzuckerspiegel konstant zu halten und die Speicherung in der Leber zu sichern. Die Ernährung muß dann dem absoluten oder relativen Insulinmangel angepaßt werden.

Das heißt für die Praxis:
- Die verordnete Kohlenhydratmenge in viele kleine Mahlzeiten aufteilen. Eine Reduzierung der Menge ist nicht empfehlenswert, da Kohlenhydrate für den Diabetiker genauso wichtig sind wie für den Gesunden.
- Stärkehaltige Lebensmittel, die zugleich reich an Ballaststoffen sind, bevorzugen.
- Zuckerhaltige Lebensmittel (in Form von Glucose und Saccharose) streichen oder zumindest stark reduzieren.

Fruchtzucker und Sorbit dürfen in kleinen Mengen verzehrt werden, da sie im Organismus auch ohne Insulin verwertet werden. Deshalb Obstsorten bevorzugen, die relativ viel Fruchtzucker enthalten.

Die Ballaststoffe

Die »nicht verwertbaren Kohlenhydrate« werden als Ballaststoffe bezeichnet. Sie verzögern die Spaltung und Aufnahme der Kohlenhydrate, deshalb werden sie in der Diabetes-Diät empfohlen. Sie sorgen für eine optimale Darmfüllung und eine rasche Darmpassage, deshalb beugen sie der Darmträgheit und Verstopfung (Obstipation), Divertikulose und anderen Darmerkrankungen vor. Außerdem senken Ballaststoffe den Cholesterinspiegel, deshalb werden sie in der Diät bei erhöhten Cholesterinwerten im Blut eingesetzt. Für die vollwertige Ernährung des Gesunden werden täglich 30 g Ballaststoffe empfohlen.

Eine »ballaststoffreiche« Kost im Rahmen einer Diät sollte mehr als 30 g enthalten. Die Zufuhr langsam steigern, da anfangs Beschwerden auftreten können.

Die folgende Tabelle zeigt den Gehalt der verschiedenen Formen der verwertbaren und nicht verwertbaren Kohlenhydrate. Die Portionsgröße wurde den Broteinheiten/Kohlenhydrateinheiten angepaßt (1 Broteinheit/Kohlenhydrateinheit = 10–12 g Kohlenhydrate).

KOHLENHYDRATE, BALLASTSTOFFE

Lebensmittel (verzehrbarer Anteil)	Portionsgröße	Kohlehydrate verwertbar				nicht verwertbar Ballaststoffe
		Gesamtmenge	Stärke	Zucker Glucose Saccharose	Zucker Fructose Sorbit	
	g	g	g	g	g	g
Knäckebrot	30	19,8	19,0	+	+	4,4
Roggenbrot	50	22,8	20,0	1,0	0,2	3,2
Roggenvollkornbrot	50	19,4	15,3	0,5	0,5	4,0
Toastbrot	50	24,0	19,7	∗	∗	1,9
Weizen-Brötchen	50	27,8	22,7	0,1	0,1	1,5
Weizenmischbrot	50	24,0	19,0	0,1	0,2	2,4
Weizenvollkornbrot	50	20,5	15,3	∗	∗	3,7
Butterkeks	30	22,5	16,8	6,0	∗	1,0
Zwieback	30	21,9	16,1	0,1	∗	1,1
Teigwaren, Eier-	60	41,9	38,7	1,0	∗	2,0
Teigwaren, Vollkorn	60	35,9	35,4	0,1	∗	4,8
Bohnen, weiß	75	26,0	∗	1,4	+	17,4
Linsen	75	30,5	29,8	0,1	+	12,8
Erbsen, getr.	75	31,0	28,8	2,1	+	12,5
Buchweizen, Korn	50	35,5	35,3	0	0	1,9
Gerste, Korn	50	32,2	32,2	0,6	0,04	4,9
Grünkern, Korn	50	31,7	31,1	∗	∗	4,4
Haferflocken	50	29,4	28,3	0,3	0	5,0
Hirse, Korn	50	34,4	30,0	0,8	∗	1,9
Mais, Korn, trocken	50	32,3	30,8	0,4	0,03	4,6
Reis, Natur	50	37,0	36,4	0,3	∗	1,1
Reis, poliert	50	38,9	38,7	0,1	+	0,7
Roggen, Korn	50	30,4	26,2	0,4	0,02	6,8
Roggenmehl, T. 815	30	21,3	19,2	∗	∗	2,0
Weizen, Korn	50	29,8	29,0	0,3	+	4,0
Weizenmehl, T. 405	30	21,6	21,2	+	+	1,2
Weizenkleie	30	5,4	4,0	1,0	+	13,6
Corn-flakes	30	23,9	23,3	+	+	1,2

∗ = es liegen keine Daten vor   + = in Spuren

ERNÄHRUNG UND DIÄT

Lebensmittel (verzehrbarer Anteil)	Portionsgröße	Kohlenhydrate verwertbar			Zucker Fructose Sorbit	nicht verwertbar Ballaststoffe
		Gesamt- menge	Stärke	Zucker Glucose Saccha- rose		
	g	g	g	g	g	g
Puddingpulver	10	8,5	8,5	+	+	+
Stärke i.D.	10	8,5	8,5	+	+	+
Kartoffel	250	38,5	35,3	1,8	0,4	5,2
Blumenkohl	200	4,7	0,5	2,4	1,8	5,8
Bohnen, grün	200	10,6	4,1	2,8	2,7	3,8
Erbsen, frisch	200	25,2	22,0	2,4	+	8,6
Endiviensalat	50	0,6	+	0,3	+	0,8
Feldsalat	50	0,4	+	0,2	0,1	0,8
Kopfsalat	50	0,5	+	0,2	0,2	0,8
Kohlrabi	200	7,4	+	4,9	2,5	2,8
Möhre (Karotte)	200	9,6	0,2	7,0	2,6	7,2
Porree (Lauch)	200	6,7	0,2	3,7	2,9	4,5
Rettich	200	4,8	0,8	3,0	1,2	5,0
Rosenkohl	200	6,6	1,0	4,0	1,5	8,8
Rote Bete (Rübe)	200	16,8	+	16,3	0,7	5,0
Schwarzwurzel	200	4,2	+	4,0	0,1	36,6
Spargel	200	4,4	+	2,0	2,0	3,0
Tomate	200	5,2	0,2	2,3	3,1	2,0
Weißkohl	200	8,3	+	4,7	3,5	5,9
Wirsing	200	5,8	+	3,8	2,2	5,1
Ananas	150	20,3	+	14,9	3,7	2,3
Apfel	150	17,1	0,9	6,9	9,4	3,0
Apfel, getrocknet	35	19,9	1,0	4,4	0,9	3,9
Birne	150	18,6	+	5,2	13,4	4,9
Banane	150	30,0	4,1	20,8	5,1	2,7
Erdbeere	150	8,3	+	4,8	3,5	2,4
Grapefruit	150	11,1	+	8,0	3,2	2,4
Honigmelone	150	18,6	+	16,7	2,0	1,1
Kiwi	150	13,7	+	6,8	6,9	3,2

KOHLENHYDRAT-AUSTAUSCHTABELLE

Lebensmittel (verzehrbarer Anteil)	Portionsgröße	Kohlenhydrate verwertbar				nicht verwertbar Ballaststoffe
		Gesamt-menge	Stärke	Zucker Glucose Saccha-rose	Zucker Fructose Sorbit	
	g	g	g	g	g	g
Mandarine	150	15,2	+	13,2	2,0	2,6
Orange	150	12,5	+	8,5	3,9	2,4
Pfirsich	150	13,4	+	10,1	3,2	2,9
Pflaume	150	15,3	+	10,1	5,1	2,4
Pflaume, getr.	35	16,6	+	11,0	5,6	6,2
Wassermelone	250	20,8	+	11,0	9,8	0,5
Weintraube	150	22,8	+	11,4	11,5	2,3
Apfelsaft, ungesüßt	100 ml	11,9	+	4,1	7,0	+
Orangensaft, ungesüßt	100 ml	9,0	+	6,4	2,6	0,5
Trinkmilch	200 ml	9,6	∗	9,0^T	∗	0

∗ = es liegen keine Daten vor   + = in Spuren   T = Lactose

Kohlenhydrat-Austauschtabelle

Hier sind Lebensmittel ausgewählt, die im Rahmen einer Diät-Verordnung bei Diabetes mellitus berechnet werden müssen.

Eine Ernährungs-Empfehlung sollte – insbesondere für Diabetiker, die mit Insulin oder/und Sulfonylharnstoffen behandelt werden – vom behandelnden Arzt oder nach ärztlicher Anordnung von einer autorisierten Ernährungsfachkraft erstellt werden. Nur in diesem Fall ist eine optimale Anpassung von Ernährungs- und Medikamentenbehandlung gewährleistet.

ERNÄHRUNG UND DIÄT

Lebensmittel (verzehrbarer Anteil)	1 BE/KE entspricht	kcal je 1 BE/KE
GETREIDE – KARTOFFELN		
Brote – Brötchen		
Knäckebrot	15 g	48
Laugenbrötchen, -brezeln	20 g	45
Mehrkornbrot	25 g	54
Pumpernickel	25 g	46
Roggenbrot	20 g	44
Roggenmischbr.	25 g	53
Roggenschrotbr.	25 g	49
Roggenvollkornbrot	25 g	49
Vollkornbrot m. Sonnenblumenkernen	25 g	58
Weißbrot	20 g	47
Weizen-Baguette	20 g	52
Weizenbrötchen	20 g	55
Weizenmischbr.	20 g	46
Weizenschrotbr.	25 g	51
Weizentoastbrot	20 g	52
Weizenvollkornbrot	25 g	51
Frühstücks-Cerealien		
Cornflakes	15 g	54
Früchtemüsli, o. Zucker, i. D.	15 g	54
Getreidesprossen, frisch, i. D.	75 g	51
Haferflocken	15 g	53
Kleieflocken, gezuckert	25 g	61
Müslimischung, i. D.	15 g	59
Roggenflocken	15 g	46
Roggen-Keime, getrocknet	30 g	120
Roggen-Speisekleie	60 g	106
Schoko-Müsli, i. D.	15 g	60
Weizen-Keime, getrocknet	35 g	112
Weizen-Speisekleie	55 g	98
Kartoffeln		
Kartoffeln, gekocht		
(in der Schale)	70 g	49
geröstet	40 g	49
roh	70 g	49
Kartoffelherzen, TK-Podukt	35 g	78
Kartoffelklöße/ Knödel	40 g	43
Kartoffelklöße, halb und halb	50 g	44
Kartoffelpuffer TK-Produkt	40 g	60
Kartoffelpüree	75 g	65
Kroketten	35 g	43
Pommes frites, verzehrfertig	30 g	87
Rösti	50 g	57

KOHLENHYDRAT-AUSTAUSCHTABELLE

Lebensmittel (verzehrbarer Anteil)	1 BE/KE entspricht	kcal je 1 BE/KE
Rösti		
TK-Produkt	80 g	90
Zwetschgen-		
knödel	30 g	51
Nudeln		
Nudeln, Eier-		
teigwaren, roh	15 g	54
Nudeln, eifrei,		
roh	15 g	54
Vollkornnudeln,		
roh	15 g	51
Reis		
Reis, Korn,		
Naturreis	15 g	52
Reis, poliert	15 g	52
Reis, poliert,		
parboiled, roh	15 g	52
Getreide		
Amaranth	20 g	74
Buchweizen,		
Korn, geschält	15 g	51
Gerste, Korn	15 g	47
Grünkern		
(Dinkel), Korn	15 g	49
Hafer, Korn	20 g	67
Hirse, Korn	15 g	53
Mais, Korn	15 g	50
Quinoa	15 g	51
Roggen, Korn	15 g	44
Weizen, Korn	15 g	46
Getreideprodukte		
Gernknödel,		
TK-Produkt	20 g	57

Lebensmittel (verzehrbarer Anteil)	1 BE/KE entspricht	kcal je 1 BE/KE
Gersten-		
Graupen	15 g	51
Hafer-Grütze	15 g	58
Mais-Grieß	15 g	51
Popcorn	15 g	55
Weizen-Grieß	15 g	49
Mehle		
Buchweizen-		
Vollmehl	15 g	53
Gersten-Voll-		
kornmehl	15 g	52
Dinkel, Mehl	15 g	50
Mais, Vollmehl	15 g	49
Reis, Mehl	15 g	53
Roggen-Mehl,		
Type 815	15 g	48
Type 997	15 g	47
Type 1150	15 g	48
Roggen-		
Vollkornmehl/		
Backschrot,		
Type 1800	15 g	44
Weizen-Mehl,		
Type 405	15 g	50
Type 550	15 g	51
Type 1050	15 g	50
Weizen-		
Vollkornmehl/		
Backschrot,		
Type 1700	15 g	45

BE/KE entspricht 10–12 g verfügbarer Kohlenhydrate

ERNÄHRUNG UND DIÄT

Lebensmittel (verzehrbarer Anteil)	1 BE/KE entspricht	kcal je 1 BE/KE
Stärkemehle		
Kartoffel-Stärke	10 g	34
Mais-Stärke	10 g	35
Reis-Stärke	10 g	34
Soßenbinder, dunkel	10 g	35
Soßenbinder, hell	15 g	53
Weizen-Stärke	10 g	35
OBST		
Obst		
Ananas, roh	80 g	44
Apfel, roh, ganz	90 g	48
Apfelmus	50 g	39
Apfelsine, roh	120 g	51
Aprikosen, roh	120 g	52
Banane, roh	50 g	47
Birne, roh	80 g	44
Brombeeren, roh	160 g	70
Erdbeeren, roh	180 g	58
tiefgefroren	150 g	49
Feige, roh	80 g	48
Grapefruit, roh	110 g	43
Heidelbeeren	160 g	59
i.D., ungesüßt, Gesamtinhalt	260 g	61
Kulturheidelbeeren	50 g	42
tiefgefroren, ungesüßt	50 g	42
Himbeeren, roh	210 g	70
in Dosen, ungesüßt	180 g	46

Lebensmittel (verzehrbarer Anteil)	1 BE/KE entspricht	kcal je 1 BE/KE
Holunderbeeren, schwarz, roh	150 g	82
Honigmelone	80 g	44
Johannisb., rot	200 g	66
schwarz	160 g	63
Kaki, roh	60 g	43
Kaktusfeigen	140 g	53
Kirschen, sauer	100 g	53
süß, roh	80 g	50
Kiwi, roh	110 g	55
Litchi, roh	60 g	45
Mandarinen, roh	100 g	46
Mango, roh	80 g	47
Mirabellen, roh	70 g	47
Nektarine, roh	80 g	43
Papaya, roh	420 g	55
Pfirsich, roh	110 g	47
Pflaumen, roh	100 g	49
Preiselbeeren	160 g	56
in Dosen, ungesüßt	150 g	51
Reineclaude, roh	80 g	45
Sanddornbeeren	300 g	266
Stachelbeeren	140 g	52
Wassermelone	120 g	45
Weintrauben	70 g	47
Zitrone, geschält	310 g	111
Obstsäfte		
Acerola-Saft	220 g	48
Ananas-Saft	80 g	42
Apfel-Saft	90 g	51
Apfelsinen-Saft, frisch gepreßt	110 g	50

KOHLENHYDRAT-AUSTAUSCHTABELLE

Lebensmittel (verzehrbarer Anteil)	1 BE/KE entspricht	kcal je 1 BE/KE
Brombeer-Saft	130 g	49
Grapefruit-Saft, ungesüßt	100 g	47
Himbeer-Saft, frisch gepreßt	180 g	51
Holunderbeeren-Saft	150 g	57
Mandarinen-Saft	100 g	46
Sanddornbeerensaft	830 g	331
Trauben-Saft	60 g	41
Zitronen-Saft	420 g	111
Trockenfrüchte		
Apfel, getr. (geschwefelt)	20 g	51
Aprikose, getrocknet	20 g	48
Bananen, getrocknet	15 g	49
Birne, getr.	20 g	43
Dattel, getrocknet	15 g	42
Feige, getrocknet	20 g	49
Korinthen, schw. u. rot, getr.	20 g	52
Pfirsich, getr.	20 g	49
Pflaumen, getr.	20 g	44
Sultaninen, getr.	15 g	40
Weinbeeren, getr. (Rosinen)	15 g	44

Lebensmittel (verzehrbarer Anteil)	1 BE/KE entspricht	kcal je 1 BE/KE
GEMÜSE		
Nur Sorten die mit 200 g und weniger als 200 g bereits 1KE liefern		
Bohnen, grün	195 g	62
Erbsen, grün	95 g	67
Kohlrübe, roh	145 g	50
Kürbis, roh	200 g	50
Rote Rübe (Bete), roh	120 g	49
Zuckermais, roh	65 g	56
in Dosen	50 g	55
SAMEN/NÜSSE		
Cashewnuß	35 g	199
Haselnuß	90 g	582
Kastanien	25 g	49
Pinienkerne	50 g	337
Pistazienkerne	55 g	340
Sonnenblumenkerne, geschält	80 g	477
Walnuß	80 g	533
MILCH/SAUERMILCHPRODUKTE		
Milch		
Kuhmilch, 3,5%	200 g	128
Kuhmilch, 1,5%	200 g	93
Kuhmilch, 0,1%	200 g	69
Schafmilch	200 g	193
Ziegenmilch	200 g	138
Sauermilchprodukte		
Buttermilch	250 g	86
Dickmilch, 3,5%	250 g	152
Dickmilch, 0,1%	250 g	79
Joghurt, 3,5%	250 g	152

BE/KE entspricht 10–12 g verfügbarer Kohlenhydrate

ERNÄHRUNG UND DIÄT

Lebensmittel (verzehrbarer Anteil)	1 BE/KE entspricht	kcal je 1 BE/KE
Joghurt, 1,5%	250 g	109
Joghurt, 0,1%	250 g	79
Kefir, 3,5% Fett	250 g	152
Molke	220 g	52
HÜLSENFRÜCHTE		
Bohnen, weiß	30 g	71
Erbsen	25 g	67
Kichererbsen	25 g	77
Sprossen, frisch	40 g	57
Limabohnen	20 g	55
Linsen	25 g	67
Saubohnen	20 g	62
Sojabohnen	160 g	544
Sojafleisch, trocken, i. D.	75 g	187
SÜSSWAREN/SONSTIGES		
Süße Brotaufstriche		
Bienenhonig	10 g	33
Gelee, Konfitüre, i. D.	15 g	36
Nuß-(Nougat)creme	15 g	80
Zucker	10 g	40
Fein- und Dauerbackwaren		
Biskuit (Löffel-)	10 g	41
Butterkeks	15 g	63
Kräcker	15 g	68
Müslikeks	15 g	66
Russisch Brot	10 g	39
Salzstangen, -brezeln	15 g	52
Vollkornkeks i. D.	20 g	88

Lebensmittel (verzehrbarer Anteil)	1 BE/KE entspricht	kcal je 1 BE/KE
Zwieback, eifrei	15 g	55
Süßigkeiten		
Bonbons	10 g	39
Gummibärchen	15 g	49
Marzipan	15 g	74
Nougat	15 g	75
Schokolade, milchfrei	20 g	96
Vollmilchschokolade	20 g	106
Vollmilch-Haselnuß	20 g	111
Speiseeis		
Eiscreme (Einfacheiscreme)	65 g	105
mit Früchten	50 g	80
Milchspeiseis	50 g	64
Sahneeis	65 g	144
Softeis	55 g	63
Fertigsoßen		
Barbecue-Soße	35 g	43
Schaschlik-Soße	40 g	42
Ketchup	35 g	41

BE/KE entspricht 10–12 g verfügbarer Kohlenhydrate

Purine und Harnsäure

Purine sind Bestandteil der Zellkerne aller Lebewesen und üben im Organismus wichtige Funktionen aus. Sie werden mit der Nahrung zugeführt, im Organismus zu Harnsäure abgebaut und über die Nieren ausgeschieden.

Ist der Harnsäurestoffwechsel gestört, der körpereigene Harnsäureaufbau erhöht und/oder die Ausscheidung vermindert, kommt es zu einer erhöhten Harnsäurekonzentration im Blut. Es bilden sich Harnsäurekristalle, die in den Gelenken oder auch in der Niere abgelagert werden. Es entstehen Gicht oder Harnsäuresteine in der Niere. In diesen Fällen wird der Arzt ein Alkoholverbot und eine Reduzierung der Purinzufuhr verordnen. Häufig fordert er auch, weniger Kalorien und Fette zu essen. Außerdem müssen stärkehaltige Kohlenhydrate (Brot, Getreide, Kartoffeln) bevorzugt werden, und man muß reichlich trinken.

In der purin- beziehungsweise harnsäurearmen Diät unterscheidet man:
- »purinarme Diät« mit maximal 500 mg/Tag oder 3000 mg/Woche Harnsäure.
- »streng purinarme Diät« mit maximal 300 mg/Tag oder 2000 mg/Woche Harnsäure.

Purine und Harnsäure in der Tabelle

Der Puringehalt der Lebensmittel wird heute als gebildete Harnsäure angegeben. Dieser Wert gibt an, wieviel Harnsäure durch die im Lebensmittel vorhandene Purinmenge gebildet wird.

Zur besseren Orientierung sind ausgewählte Lebensmittel in folgenden drei Tabellen getrennt zusammengestellt:
- Niedriger Harnsäuregehalt: Lebensmittel, die in einer Portion weniger als 50 mg Harnsäure enthalten.

Diese – insbesondere die pflanzlichen – Lebensmittel dieser Gruppe sollten in einer purinarmen Kost bevorzugt verzehrt werden. Von den tierischen Lebensmitteln sollten die Milchprodukte bevorzugt werden.
- Mittlerer Harnsäuregehalt: Lebensmittel, die in einer Portion 50 bis unter 100 mg Harnsäure enthalten. Sie sollten in einer »purinarmen Diät« reduziert und in einer »streng purinarmen Diät« gemieden werden.
- Hoher Harnsäuregehalt: Lebensmittel, die in einer Portion 100 und mehr mg Harnsäure enthalten. Sie sollten in einer purinarmen Kost grundsätzlich gemieden werden. Viele Gemüse dieser Gruppe können jedoch in Mischgemüsen oder Salaten mit Sorten, die nur einen geringen Gehalt an Harnsäure aufweisen, sinnvoll kombiniert werden (z.B. je 50 g Paprika, Gurke, Kopfsalat und Tomate oder 150 g Champignons und 50 g Zwiebel).
- Alkoholische Getränke nur nach Absprache mit dem Arzt – und auch dann nur in kleinen Mengen!

Lebensmittel mit niedrigem Gehalt an Harnsäure

Lebensmittel (verzehrbarer Anteil)	Portionsgröße g	gebildete Harnsäure mg
Milch	200	<16
Sauermilchprodukte	200	16
Käse		
Camembert, 45% Fett i. Tr.	30	9
Gouda, 45%	30	5
Harzer Käse	30	6
Schmelzkäse, 40%	30	6
Fette und Öle	10	0
Wurst- und Fleischwaren		
Bauchspeck, geräu.	30	38
Bierschinken	30	24
Corned beef	30	17
Fleischwurst	30	23
Mettwurst	30	22
Mortadella	30	36
Rotwurst (Blutw.)	30	12

PURINE UND HARNSÄURE

Lebensmittel (verzehrbarer Anteil)	Portionsgröße g	gebildete Harnsäure mg
Salami	30	31
Schinken, gekocht	30	39
Getreide und -produkte		
Brötchen	50	20
Eierteigwaren	60	30
Haferflocken	30	30
Knäckebrot	30	36
Mischbrot	50	23
Vollkornbrot, Weizen	50	30
Weißbrot	50	20
Roggen	50	40
Weizen	50	40
Gemüse, Hülsenfrüchte und Pilze		
Aubergine	200	40
Chinakohl	50	11
Endivien	50	6
Fenchel	200	32
Gurken	200	30
Karotten	200	20
Kartoffel	250	38
Kopfsalat	50	5
Kürbis	200	14
Paprika	200	20
Radieschen	100	10
Rettich	100	10
Rhabarber	200	10
Rote Rübe	200	38
Sauerkraut	200	40
Sojasprossen	75	11
Tomate	200	20
Weißkohl	200	40

Lebensmittel (verzehrbarer Anteil)	Portionsgröße g	gebildete Harnsäure mg
Zucchini	200	40
Zwiebel	50	8
Obst		
Apfel	150	21
Ananas; Apfelsine	150	29
Banane	150	38
Birne	150	23
Erdbeere	150	38
Heidelbeere	150	33
Himbeere	150	27
Honigmelone	150	38
Johannisbeere, rot	150	23
Kirsche	150	23
Kiwi	150	29
Olive	25	7
Pfirsich	150	27
Pflaume	150	30
Stachelbeere	150	24
Weintraube	150	30
Getränke		
Bier, alkoholfrei	200	20
Kaffee; Tee	10	0
Apfelsaft	200	16
Orangensaft	200	24
Verschiedenes		
Bonbons; Zucker	10	0
Erdnuß	30	21
Haselnuß; Mandel	30	12
Honig; Marmelade	20	0
Sesamsamen	30	24
Sonnenbl.kerne	30	48
Walnuß	30	8

Lebensmittel mit mittlerem Gehalt an Harnsäure

Lebensmittel (verzehrbarer Anteil)	Portionsgröße g	gebildete Harnsäure mg
Fische		
Schleie	100	80
Scholle	100	93
Fleisch		
Rindfleisch, Brust	100	90
Wurst- u. Fleischwaren		
Frankfurter Würstchen	100	70
Leberwurst	30	36
Wiener Würstchen	100	78
Gemüse, Hülsenfrüchte		
Blumenkohl	200	90

Lebensmittel (verzehrbarer Anteil)	Portionsgröße g	gebildete Harnsäure mg
Bohnen, grün	200	84
Bohnen, weiß, getr.	75	60
Grünkohl	200	60
Kohlrabi	200	60
Porree (Lauch)	200	80
Rotkraut	200	80
Spargel	200	50
Wirsingkohl	200	80
Verschiedenes		
Bäckerhefe	10	45
Tofu	100	70

Lebensmittel mit hohem und sehr hohem Gehalt an Harnsäure

Lebensmittel (verzehrbarer Anteil)	Portionsgröße g	gebildete Harnsäure mg
Fische		
Forelle	100	200
Garnele	100	165
Hecht	100	140
Hering, o. Haut	100	190
Karpfen	100	150
Kabeljau	100	180
Lachs, geräuch.	100	170

Lebensmittel (verzehrbarer Anteil)	Portionsgröße g	gebildete Harnsäure mg
Makrele	100	170
Rotbarsch	100	190
Sardine	100	350
Schellfisch	100	139
Seelachs	100	180
Seezunge	100	131
Sprotte, geräuch.	100	500
Zander	100	110

PURINE UND HARNSÄURE

Lebensmittel (verzehrbarer Anteil)	Portionsgröße g	gebildete Harnsäure mg
Fleisch		
Kalb; Bug; Filet		
Hals, Keule	100	150
Haxe	100	140
Lende	100	160
Lamm, ohne Fett	100	120
Rind; Braten	100	140
Filet	100	150
Hüfte; Hals	100	120
Schulter	100	130
Schwein, Braten	100	150
Bug; Filet	100	170
Eisbein (Hinterhaxe)	100	120
Kamm, Kotelett	100	145
Schnitzel (Oberschale)	100	170
Schweinebratwurst	100	100
Innereien		
Huhn, Leber	100	360
Kalb, Bries	100	900
Leber	100	260
Niere	100	210
Rind, Leber	100	360
Niere	100	270
Zunge	100	160
Schwein, Leber	100	300
Niere	100	255
Wild und Geflügel		
Ente, i. Durchschn.	100	180
Gans, i. Durchschn.	100	190
Hase, i. Durchsch.	100	170

Lebensmittel (verzehrbarer Anteil)	Portionsgröße g	gebildete Harnsäure mg
Kaninchen, i. D.	100	180
Reh, Schlegel	100	150
Huhn, Brathuhn		
gegrillt	100	240
Keule, m. Haut	100	160
Putenschnitzel	100	160
Gemüse, Hülsenfrüchte und Pilze		
Artischocke	200	100
Austernpilze	200	180
Broccoli	200	100
Champignons	200	120
Erbsen, grün	200	150
Linsen, getr.	75	150
Rosenkohl	200	120
Spinat	200	100
Steinpilz	200	160
Zuckermais	200	104

Nur nach Absprache mit dem behandelnden Arzt in kleinen Mengen erlaubt!

Altbier	200	24
Diät-Vollbier	200	20
Export; Pils	200	26
Weizenvollbier, hefefrei	200	16
Sekt; Spirituosen; Wein	200	0

Natrium und Kochsalz

Natrium ist ein wesentlicher Bestandteil des Kochsalzes, das aus Natrium und Chlorid besteht. Seine Hauptaufgabe ist, zusammen mit dem Mineralstoff Kalium (→ S. 75) den Wasserhaushalt im Körper konstant zu halten.
Bei entsprechender Veranlagung und bei Störungen der Nierenfunktion führt Natrium (beispielsweise durch kochsalzreiche Kost) zur Erhöhung des Blutdruckes, zur Bildung von Ödemen und zu Herz- und Kreislaufstörungen. In all diesen Fällen wird der Arzt eine Reduzierung der Natrium- beziehungsweise der Kochsalzzufuhr verordnen.
Der Kochsalzverbrauch liegt heute für den Erwachsenen bei 10 bis 15 g pro Tag.

Die unterschiedlichen Diätformen

Eine Verminderung der Natrium- beziehungsweise Kochsalzzufuhr kann durch folgende Diätverordnung erreicht werden:

- »natriumreduziert« (»kochsalzreduziert«) = 2000 bis 2400 mg Natrium pro Tag, das entspricht 5 bis 6 g Kochsalz,

- »natriumarm« (»kochsalzarm«) = 1200 mg Natrium pro Tag, das entspricht 3 g Kochsalz,

- »streng natriumarm« (»streng kochsalzarm«) = 400 mg Natrium pro Tag, das entspricht 1 g Kochsalz. Der Einsatz von »natriumarmen« Lebensmitteln ist hierbei unerläßlich.

Natrium und Kochsalz in der Tabelle

In der folgenden Tabelle ist eine Auswahl an Lebensmitteln aufgeführt, die »reich« an Natrium/Kochsalz sind und die in einer natriumarmen Diät gemieden werden sollten.

NATRIUM UND KOCHSALZ

Die unter »arm« und »frei« aufgeführten Lebensmittel dürfen in einer natriumarmen Kost bedenkenlos verzehrt werden.

Lebensmittel, die reich an Natrium und Kochsalz sind

Lebensmittel (verzehrbarer Anteil)	Portionsgröße g	Natrium mg	Kochsalz g
Cervelatwurst, Salami	30	378	0,96
Dosenwürstch.	100	711	1,82
Kochwurst	30	238	0,61
Schinken, gek.	30	290	0,73
Schinken, roh	30	420	1,07
Streichwurst	30	285	0,73
Fleischbrühe	150	1404	3,60
Matjeshering	100	2500	6,41
Räucherfisch	100	499	1,28
Dosenfisch	100	526	1,35
Hartkäse, 45% F. i.Tr.	30	170	0,43
Schnittkäse, 45% F. i.Tr.	30	215	0,55
Schmelzkäse, 45% F. i.Tr.	30	330	0,85
Weichkäse, 45% F. i.Tr.	30	345	0,88
Brötchen	50	277	0,71
Corn-flakes	30	281	7,2
Mischbrot	50	273	0,70
Vollkornbrot	50	220	0,56
Salzgebäck	30	537	1,47
Nüsse, gesalz.	30	440	1,13
Gemüsekonserven, i.D.	200	464	1,18
Dill- und Salzgurke	100	960	2,46
Sauerkraut	100	355	0,88
Mixed Pickles	100	940	2,41
Mineralwasser			
Adelheidquelle	200	193	0,48
Apollinaris	200	76	0,19
Franken Brunnen Theresienquelle	200	101	0,25
Heppinger	200	171	0,43
Kaiser Friedrich Quelle	200	204	0,51
Staatlich Fachinger	200	120	0,30
Überkinger	200	218	0,55

ERNÄHRUNG UND DIÄT

Lebensmittel, die arm an Natrium und Kochsalz sind

Lebensmittel (verzehrbarer Anteil)	Portionsgröße g	Natrium mg	Kochsalz g
Brathuhn	100	83	0,21
Hackfleisch, halb u. halb	100	35	0,09
Kalbfleisch	100	105	0,27
Rindfleisch	100	82	0,21
Schweinefleisch	100	74	0,19
Wild	100	48	0,12
Salzwasserfische	100	115	0,29
Süßwasserfische	100	75	0,19
Trinkmilch	200	96	0,29
Joghurt	150	72	0,18
Quark, mager	100	20	+
Grünkern, Korn	60	2	+
Haferflocken	60	3	+
Nährmittel, im Durchschn.	60	8	+
Roggen, Korn	60	24	+
Weizen, Korn	60	5	+
Kartoffeln	250	8	+
Frischgemüse	200	14	+
Möhre	200	120	0,31
Sellerie	200	154	0,39
Spinat	200	130	0,33
Rote Bete	200	124	0,32
Tiefkühlgemüse	200	20	+

Lebensmittel (verzehrbarer Anteil)	Portionsgröße g	Natrium mg	Kochsalz g
Mineralwasser			
Adelholzener Heilquelle	200	0,1	+
B. Dürrheimer Bertoldsquelle	200	1,6	+
Johannisquelle	200	2,6	+
B. Nauheimer Mineralw.	200	3,0	+
Bad Vilbeler Elisabethenquelle	200	1,2	+
Evian	200	1,0	+
Fürst Bismarck Quelle	200	2,8	+
Perrier	200	2,8	+
Rhön Sprudel	200	0,6	+
Volvic	200	1,6	+

+ = in Spuren

Empfohlene Lebensmittel für besondere Bevölkerungsgruppen

Für Schwangere und Stillende

In der Zeit der Schwangerschaft und Stillzeit erhöht sich der Nährstoffbedarf um ein Vielfaches, während der Kalorienbedarf nur wenig steigt. Schwangere ab dem 4. Monat benötigen 300 Kalorien mehr, Stillende 700 Kalorien. Vor allem die Mineralstoffe **Calcium, Eisen** sowie die **Vitamine B_1, B_6** und **Folsäure** sind jetzt besonders wichtig und werden häufig nicht in ausreichender Höhe zugeführt. Außerdem muß der erhöhte **Proteinbedarf** berücksichtigt werden. Besonders zu empfehlen sind:

Milch und Milchprodukte, da reich an wertvollem Protein und Calcium.

- Käse (nicht über 30% Fett i. Tr.)
- Trinkmilch (1,5% Fett)
- Dickmilch
- Naturjoghurt
- Magerquark

Gemüse, frische Salate sowie Obst sind wertvolle Lieferanten für Folsäure und Eisen.

- Endiviensalat
- Feldsalat
- Fenchel
- Spargel
- Schwarzwurzeln
- Broccoli
- Spinat
- Grüne Erbsen
- Tomaten
- Rote Bete
- Kartoffeln
- Sauerkirschen
- Erdbeeren

Hülsenfrüchte sind reich an Vitamin B_1, Folsäure und Eisen. Außerdem enthalten sie wertvolles Protein.

- Bohnen
- Linsen

Vollkornprodukte und mageres Fleisch sind reich an Vitamin B_1, B_6 und Eisen.

- Vollkornbrot
- Vollkornhaferflocken
- Naturreis
- Hirse
- Gerstengraupen
- mageres Fleisch
- mageres Geflügel
- magere Wurstprodukte

Für Raucher

Bei starken Rauchern erhöht sich der **Vitamin-C-Bedarf** um 50%. Außerdem sollten sie besonders auf **Vitamin E und β-Carotin** achten. Die Vitamine C, E und das β-Carotin wirken als Antioxidantien und schützen die Zellen. Sie gelten als wichtige Abwehrwaffen gegen Herzinfarkt und Krebs. Besonders zu empfehlen sind:

- gelbe und rote Paprikaschote
- Möhre
- Avocado
- Fenchel
- Spinat
- Broccoli
- Wirsing
- Grünkohl
- Kiwi
- Papaya
- Honigmelone
- frisch gepreßter Orangensaft
- schwarzer Johannisbeersaft
- Sanddornsaft

EMPFOHLENE LEBENSMITTEL

Für Frauen, die die »Pille« nehmen

Durch die Einnahme von hochdosierten Östrogenpräparaten kann sich der Bedarf an **Vitamin B_6** erhöhen. Auch auf **Folsäure** sollte in diesem Fall besonders geachtet werden. Besonders zu empfehlen sind:

- Vollkornbrot
- Weizenkeime
- Getrocknete Bierhefe
- Avocado
- Möhre
- Grünkohl
- Banane
- Lachs
- Putenbrust
- Leber (Huhn, Kalb)
- Sojabohnen
- Linsen
- Kichererbsen

Für junge, sehr dünne Frauen

Vor lauter Angst zu dick zu werden, essen viele junge Frauen, gerade im Alter zwischen 15 und 18 Jahren, insgesamt zu wenig. Als Folge kommt es häufig zu Versorgungsengpässen bei den **Vitaminen B_1, B_2, B_{12}** und **Folsäure** sowie **Eisen**. Besonders zu empfehlen sind:

- Vollkornbrot mit Camembert und Kresse
- Salat mit Avocado, Thunfisch und Tomate
- Vollkornbrötchen mit magerem Schweineschnitzel
- Wiener Würstchen mit Kartoffelsalat
- Feldsalat mit Sonnenblumenkernen und Radieschen
- Hamburger mit buntem Salat (z. B. Endivie, Mais, Paprika)
- Naturreis mit Sojasprossen, Chinakohl und Hühnerbrustfilet
- Bananenmilch
- Joghurt mit frischen Früchten
- Magerquark mit Weizenkeimen und Erdbeeren

Für gestreßte Berufstätige

Wenig Zeit, viel Streß. Gerade bei hohen Leistungsanforderungen muß die Ernährung stimmen. Gestreßte Menschen sollten besonders auf ausreichend **Magnesium** achten. Wer den ganzen Tag fit bleiben will, braucht öfters kleine leichte Mahlzeiten mit reichlich Vitaminen und Mineralstoffen. Besonders zu empfehlen sind:
Für Snacks zwischendurch

- Vollkornbrötchen mit magerem Schinken oder Käse
- Quarkcreme mit frischem Obst, z. B. Himbeeren und Banane
- Buttermilch
- Naturjoghurt mit Rosinen und Sonnenblumenkernen
- Vollkornkekse oder -kräcker
- Cashewnüsse

Für das Essen in der Kantine oder im Restaurant

- Rohkostplatte, z. B. mit Fenchel, Bleichsellerie, Rucola oder Löwenzahn und Schnittlauchsauce
- Gemüsesuppe mit Bohnen, Kohlrabi und Kartoffeln
- Reis mit Erbsen (Risibisi) und Garnelen
- Grünkohl oder Wirsing mit einem mageren Stück Fleisch
- Seezunge mit Spinat und Kartoffeln
- Grünkernbratlinge mit Sesamsamen und Petersiliensauce

Für Sportler

Vor allem bei Ausdauersportarten sind **Kohlenhydrate** wichtige Energiespender. Um die Schwitzverluste auszugleichen sollten sportlich Aktive auf die **Kalium-, Magnesium- und Kochsalzzufuhr** achten. Außerdem müssen Sportler viel Flüssigkeit (z.B. Mineralwasser) trinken.

EMPFOHLENE LEBENSMITTEL

Besonders zu empfehlen:

- Apfelsaftschorle
- Banane
- Melone
- Trockenfrüchte
- Pistazienkerne
- Sonnenblumenkerne
- Vollkornbrot
- Naturreis
- Teigwaren
- Kartoffeln
- Hülsenfrüchte
- Sojasprossen
- Fenchel
- Brunnen- u. Gartenkresse
- Tomate
- Champignons

Für ältere Menschen

Im Alter sinkt der Kalorienbedarf, jedoch nicht der Nährstoffbedarf. Deshalb brauchen ältere Menschen Lebensmittel mit besonders hoher Nährstoffdichte, das heißt: wenig Kalorien, viele Vitamine und Mineralstoffe. Vor allem die **Vitamine B$_1$, C und Folsäure** sowie die Mineralstoffe **Kalium und Calcium** werden häufig zu wenig aufgenommen. Besonders zu empfehlen sind:

- fettarme Milch
- Käse (nicht über 30% Fett i. Tr.)
- mageres Fleisch, z. B. Hähnchenbrust
- magerer Fisch, z. B. Kabeljau
- Gemüse, z. B. Brokkoli, Möhren, Fenchel
- frische Salate, z. B. Feldsalat, Endivie, Chicorée
- frisches Obst, z. B. Banane, Kirschen, Erdbeeren, Melone, Orangen
- Vollkornbrot
- Weizenkeime

ERNÄHRUNG UND DIÄT

Empfehlenswerte Höhe der täglichen Nährstoffzufuhr

Berücksichtigt sind die neuesten Angaben der DGE (2000).

	Energie[1]		Nährstoffe		Wasser
	Kcal m/w	MJ m/w	Protein g pro kg KG	Essentielle Fettsäuren % der Energie	ml
Säuglinge					
0 bis unter 4 Monate	500/450	2,0/1,9	2,7/2,0/1,5[a]	7–10	680
4 bis unter 12 Monate	700/700	3,0/2,9	1,3/1,1[b]	7–10	1000
Kinder					
1 bis unter 4 Jahre	1100/1000	4,7/4,4	1,0	7–10	1300
4 bis unter 7 Jahre	1500/1400	6,4/5,8	0,9	7–10	1600
7 bis unter 10 Jahre	1900/1700	7,9/7,1	0,9	7–10	1800
10 bis unter 13 Jahre	2300/2000	9,4/8,5	0,9	7–10	2150
13 bis unter 15 Jahre	2700/2200	11,2/9,4	0,9	7–10	2450
Jugendliche und Erwachsene			g proTag m/w		
15 bis unter 19 Jahre	2500/2000	10,6/8,5	60/46	7–10	2800
19 bis unter 25 Jahre	2500/1900	10,6/8,1	59/48	7–10	2700
25 bis unter 51 Jahre	2400/1900	10,2/7,8	59/47	7–10	2600
51 bis unter 65 Jahre	2200/1800	9,2/7,4	58/46	7–10	2250
über 65 Jahre	2000/1600	8,3/6,9	54/44		2250
Schwangere	+ 255	+1,1	58[c]	7–10	2700
Stillende	bis + 635	bis + 2,7	63	7–10	3100

[1] = Unter Berücksichtigung der Referenzwerte von Körpergröße und Körpergewicht. Die für Erwachsene angegebenen Werte gelten für Personen mit ausschließlich sitzender Tätigkeit (Leichtarbeiter). Für andere Berufsschweregruppen sind folgende Zuschläge erforderlich:

Überwiegend sitzende Tätigkeit	200–400 kcal (0,8–1,6 MJ)
Überwiegend gehende Tätigkeit	500–800 kcal (2,1–3,3 MJ)
Körperlich anstrengende Tätigkeit	700–1100 kcal (2,9–6,6 MJ)

[a] = 0–1/1–2/2–4 Monate
[b] = 4–6/6–12 Monate
[c] = ab 4. Schwangerschaftsmonat
[d] = Wasserzufuhr durch Getränke und Nahrung

EMPFEHLENSWERTE NÄHRSTOFFZUFUHR

Empfehlenswerte Höhe der täglichen Mineralstoffzufuhr

Berücksichtigt sind die neuesten Angaben der DGE (2000).

	Mineralstoffe				
	Calcium mg	Magnesium mg	Eisen mg m/w	Jod µg	Zink mg m/w
Säuglinge					
0 bis unter 4 Monate	220	24	0,5	40	1
4 bis unter 12 Monate	400	60	8	80	2
Kinder					
1 bis unter 4 Jahre	600	80	8	100	3
4 bis unter 7 Jahre	700	120	8	120	5
7 bis unter 10 Jahre	900	170	10	140	7
10 bis unter 13 Jahre	1100	230/250	12/15	180	9/7
13 bis unter 15 Jahre	1200	310/310	12/15	200	9,5/7
Jugendliche und Erwachsene					
15 bis unter 19 Jahre	1200	400/350	12/15*	200	10/7
19 bis unter 25 Jahre	1000	400/310	10/15*	200	10/7
25 bis unter 51 Jahre	1000	350/300	10/15*	200	10/7
51 bis unter 65 Jahre	1000	350/300	10/10	180	10/7
über 65 Jahre	1000	350/300	10/10	180	10/7
Schwangere	1000[c]	310[d]	30[b]	230	10[b]
Stillende	1000[c]	390	20[b]	260	11

[b] = ab 4. Schwangerschaftsmonat.
[c] = Schwangere/Stillende <19 Jahre 1200 mg Calcium
[d] = Schwangere <19 Jahre 350 mg Magnesium
* = nicht menstruierende Frauen 10 mg

ERNÄHRUNG UND DIÄT

Empfehlenswerte Höhe der täglichen Vitaminzufuhr

Berücksichtigt sind die neuesten Angaben der DGE (2000).

Vitamine	A (Ret.-Ä.) mg m/w	D µg	E (Toc.-Ä.) mg m/w	K µg m/w	B_1 (Thiamin) mg m/w
Säuglinge					
0 bis unter 4 Monate	0,5	10[b]	3	4	0,2
4 bis unter 12 Monate	0,6	10[b]	4	10	0,4
Kinder					
1 bis unter 4 Jahre	0,6	5	6/5	15	0,6
4 bis unter 7 Jahre	0,7	5	8/8	20	0,8
7 bis unter 10 Jahre	0,8	5	10/9	30	1,0
10 bis unter 13 Jahre	0,9	5	13/11	40	1,2/1,0
13 bis unter 15 Jahre	1,1/1,0	5	14/12	50	1,4/1,1
Jugendliche und Erwachsene					
15 bis unter 19 Jahre	1,1/0,9	5	15/12	70/60	1,3/1,0
19 bis unter 25 Jahre	1,0/0,8	5	15/12	70/60	1,3/1,0
25 bis unter 51 Jahre	1,0/0,8	5	14/12	70/60	1,2/1,0
51 bis unter 65 Jahre	1,0/0,8	5	13/12	80/65	1,1/1,0
über 65 Jahre	1,0/0,8	10	12/11	80/65	1,0/1,0
Schwangere	1,1[a]	5	13	60	1,2[a]
Stillende	1,5	5	17	60	1,4

[1] = Gesamtfolat (Summe der wirksamen Verbindungen in üblicher Nahrung)   [a] = ab 4. Schwangerschaftsmonat.

EMPFOHLENE VITAMINZUFUHR

B₂ (Riboflavin) mg m/w	Niacin mg m/w	B₆ (Pyridoxin) mg m/w	Folsäure[1] µg	B₁₂ µg	C (Asc.-Säure) mg
0,3	2	0,1	60	0,4	50
0,5	5	0,3	80	0,8	55
0,7	7	0,4	200	1,0	60
0,9	10	0,5	300	1,5	70
1,1	12	0,7	300	1,8	80
1,4/1,2	15/13	1,0	400	2,0	90
1,6/1,3	18/15	1,4	400	3,0	100
1,5/1,2	17/13	1,6/1,2	400	3,0	100[c]
1,5/1,2	17/13	1,5/1,2	400	3,0	100[c]
1,4/1,2	16/13	1,5/1,2	400	3,0	100[c]
1,3/1,2	15/13	1,5/1,2	400	3,0	100[c]
1,2/1,2	13/13	1,4/1,2	400	3,0	100[c]
1,5[a]	15[a]	1,9[a]	600	3,5	110
1,6	17	1,9	600	4,0	150

[b] = empfohlen werden Vitamin-D-Tabletten [c] = Raucher: 150 mg Vitamin C

Schätzwerte für eine angemessene Mineralstoff- und Vitaminzufuhr

Berücksichtigt sind die neuesten Angaben der DGE (2000).

	Mineralstoffe			
	Natrium[a] (mg)	Kalium[a] (mg)	Phosphor (mg)	Fluor (mg) m/w
Säuglinge				
0 bis unter 4 Monate	100	400	120	0,25
4 bis unter 12 Monate	180	650	300	0,50
Kinder				
1 bis unter 4 Jahre	300	1000	500	0,7
4 bis unter 7 Jahre	410	1400	600	1,1
7 bis unter 10 Jahre	460	1600	800	1,1
10 bis unter 13 Jahre	510	1700	1250	2,0
13 bis unter 15 Jahre	550	1900	1250	3,2/2,9
Jugendliche und Erwachsene				
15 bis unter 19 Jahre	550	2000	1250	3,2/2,9
19 bis unter 25 Jahre	550	2000	700	3,8/3,1
25 bis unter 51 Jahre	550	2000	700	3,8/3,1
51 bis unter 65 Jahre	550	2000	700	3,8/3,1
über 65 Jahre	550	2000	700	3,8/3,1
Schwangere	550	2000	800[b]	3,1
Stillende	550	2000	900[b]	3,1

[a] = die minimale Zufuhr
[b] = Schwangere/Stillende <19 Jahre 1200 mg Phosphor
* = keine Angaben

SCHÄTZWERTE

Mineralstoffe				Vitamine	
Kupfer (mg)	Mangan (mg)	Chrom (µg)	Selen (µg)	Pantothen-säure (mg)	Biotin (µg)
0,2–0,6	*	1–10	5–15	2	5
0,6–0,7	0,6–1,0	20–40	7–30	3	5–10
0,5–1,0	1,0–1,5	20–60	10–40	4	10–15
0,5–1,0	1,5–2,0	20–80	15–45	4	10–15
1,0–1,5	2,0–3,0	20–100	20–50	5	15–20
1,0–1,5	2,0–5,0	20–100	25–60	5	20–30
1,0–1,5	2,0–5,0	20–100	25–60	6	25–35
1,0–1,5	2,0–5,0	50–200	30–70	6	30–60
1,0–1,5	2,0–5,0	50–200	30–70	6	30–60
1,0–1,5	2,0–5,0	50–200	30–70	6	30–60
1,0–1,5	2,0–5,0	50–200	30–70	6	30–60
1,0–1,5	2,0–5,0	50–200	30–70	6	30–60
1,0–1,5	2,0–5,0	50–200	30–70	6	30–60
1,0–1,5	2,0–5,0	50–200	30–70	6	30–60

ERNÄHRUNG UND DIÄT

Lagerfähigkeit von Lebensmitteln in unterschiedlichen Temperaturbereichen

(nach Zacharias und Dürr)

Vorratsraum
Temp. 15 bis 20 °C

Brot	
Knäckebrot[a]	6 Monate
Roggenbrot	6–10 Tage
Weizenbrot	1– 3 Tage
Fett	
Plattenfette[a]	1 Jahr
Speiseöl[a]	1 Jahr
Hülsenfrüchte	1 Jahr
Nährmittel	
Haferflocken	½–1 Jahr
Mehl	½ Jahr
Reis	2 Jahre
Teigwaren	½–1 Jahr
Trockensuppen	¾–1 Jahr
Kartoffeltrockenprodukte[a]	1–2 Jahre
Konserven	
Gemüsekons.	2 Jahre
Fleischkonserv.	3–5 Jahre
Schmelzkäse	1–2 Monate
Trockenobst	1 Jahr

Kühlschrank
Temp. 2 bis 6 °C

Butter	10–15 Tage
Eier	3–4 Wochen
Fleisch	
roh	2–5 Tage
gegart	2–6 Tage
Fleischwaren	
Schinken gekocht	3–5 Tage
Schinken geräuchert, roh	4–10 Tage
Wurst	3– 5 Tage
Fisch	
roh	bis 24 Std.
gegart	2– 3 Tage
Geflügel	
roh	2– 4 Tage
gegart	2– 5 Tage
Hackfleisch	
roh	6– 8 Std.
gegart	2– 4 Tage
Käse	
Frischkäse	4– 5 Tage
Hartkäse	10–14 Tage
Weichkäse	4–10 Tage
Milchprodukte	4– 5 Tage
Gemüse	
roh	3– 8 Tage
gegart	1– 3 Tage
Obst	
roh	2–10 Tage
gegart	2– 5 Tage

Gefriergerät
Temp. –18 bis –20 °C

Geflügel	4–6 Monate

[a] = in Originalverpackung

LAGERFÄHIGKEIT VON LEBENSMITTELN

Fisch	2–4 Monate	Quark	10–12 Mon.
Fertigspeisen	3–6 Monate	Sahne	2–3 Monate
Konserven	8–10 Monate	**Obst**	10–12 Mon.
Gemüse	8–10 Monate	**Rindfleisch**	10–12 Mon.
Hartkäse	2–4 Monate	**Schweinefl.**	5–7 Monate
Milcherzeugnisse		**Speiseeis**	2–3 Monate
Butter	6–8 Monate	**Wurst**	2–4 Monate

Durchschnittliche Vitaminverluste bei unterschiedlichen Garverfahren (nach Bognár)

Fleisch	Thiamin (Verluste in %)			Riboflamin (Verluste in %)		
Gargut und Garflüssigkeit	Kochen	Schmoren	Braten	Kochen	Schmoren	Braten
Kalbfleisch	46	38	26	+ 5	+ 1	3
Rindfleisch	49	48	34	5	2	20
Schweinefleisch	28	36	36	6	3	9
Fleisch i. D.	41	41	35	2	1	10

+ = Zunahme Die Zunahme deutet auf eine Freisetzung von Riboflavin aus gebundenen Formen während des Garens hin

Gemüse	Thiamin (Verluste in %)			Ascorbinsäure (Verl. in %)		
Gargut und Garflüssigkeit	Kochen	Druck-dämpfen	Dünsten	Kochen	Druck-dämpfen	Dünsten
Blumenkohl, Gargut	46	22	12	42	23	18
+ Garflüssigkeit	12	16	12	15	17	18
grüne Bohn., Gargut	41	23	11	43	31	20
+ Garflüssigkeit	17	18	11	16	21	18

ERNÄHRUNG UND DIÄT

Gemüse	Thiamin (Verluste in %)			Ascorbinsäure (Verl. in %)		
Gargut und Garflüssigkeit	Kochen	Druck-dämpfen	Dünsten	Kochen	Druck-dämpfen	Dünsten
Kartoffeln, mit d. Schale Gargut	15	12[a]	2	16	15[a]	2
Kartoffeln, geschält Gargut	27	11	10	32	13	15
+ Garflüssigkeit	11	9	10	14	4	15
Kohlrabi, Gargut	32	21	–	53	37	14
+ Garflüssigkeit	11	7	–	2	8	14
Spinat, Gargut	63	33	16	58	35	29
+ Garflüssigkeit	23	–	16	–	–	29
Weißkohl, Gargut	46	22	19	52	28	28
+ Garflüssigkeit	–	19	19	31	–	28
Gemüse i. D., Gargut	40	21	14	45	26	23
+ Garflüssigkeit	15	13	14	16	15	23

[a] = auch Backen

Elmadfa, Ibrahim; Aign, Waltraute; Fritzsche, Doris:
GU Kompaß Nährwerte
© 1997 Gräfe und Unzer GmbH München
Alle Rechte vorbehalten, Nachdruck, auch auszugsweise, sowie Verbreitung durch Film, Funk und Fernsehen, durch fotomechanische Wiedergabe, Tonträger und Datenverarbeitungssysteme jeder Art nur mit schriftlicher Genehmigung des Verlages.

Redaktionsleitung: Doris Birk
Redaktion: Friedrich Bohlmann
Produktion: Helmut Giersberg
Fotos: Reiner Schmitz (Food-Styling: Rudolf Vornehm):
Umschlag Vorder- und Rückseite
Gestaltung: independent, Horst Moser
Satz: Typodata GmbH
Druck und Bindung: Ludwig Auer GmbH

ISBN 3-7742-3373-X

Auflage	12.	11.	10.	9.	8.
Jahr	2007	06	05	04	03